《甘肃省超声报告模板》编委会

甘肃省
超声报告模板

主编　聂　芳

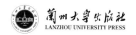

兰州大学出版社
LANZHOU UNIVERSITY PRESS

图书在版编目（CIP）数据

甘肃省超声报告模板 / 聂芳主编. -- 兰州 ：兰州
大学出版社，2021.7（2022.1重印）
ISBN 978-7-311-06019-0

Ⅰ. ①甘… Ⅱ. ①聂… Ⅲ. ①超声波诊断－报告－书
写规则 Ⅳ. ①R445.1

中国版本图书馆CIP数据核字(2021)第145099号

责任编辑　佟玉梅　陈红升
封面设计　汪如祥

书　　名　甘肃省超声报告模板
作　　者　聂　芳　主编
出版发行　兰州大学出版社　（地址:兰州市天水南路222号　730000）
电　　话　0931-8912613(总编办公室)　0931-8617156(营销中心)
　　　　　0931-8914298(读者服务部)
网　　址　http://press.lzu.edu.cn
电子信箱　press@lzu.edu.cn
印　　刷　甘肃发展印刷公司
开　　本　710 mm×1020 mm　1/16
印　　张　11.25(插页4)
字　　数　169千
版　　次　2021年7月第1版
印　　次　2022年1月第3次印刷
书　　号　ISBN 978-7-311-06019-0
定　　价　36.00元

（图书若有破损、缺页、掉页可随时与本社联系）

前　言

随着医疗技术的发展，超声诊疗越来越多地服务于临床需求，超声诊疗的规范化、精细化、科学化对临床的诊疗起到至关重要的作用，超声报告的描述及诊断的标准化就显得尤为重要。同时，为更好地落实甘肃省卫健委超声检查结果互认实施，加强超声质量控制，进一步提高甘肃省超声报告质量，应甘肃省广大基层超声同仁需求，甘肃医学会超声分会、甘肃超声医疗质控中心、甘肃医师协会超声分会共同组织编写了《甘肃省超声报告模板》。

本书以临床需求为基础，征求甘肃省多家医疗单位意见，根据各级医疗单位超声学科建设的实际情况，从腹部超声，心脏超声，妇产超声，浅表、肌骨超声，小儿颅脑及髋关节超声，血管超声，超声造影及介入超声七个方面进行编写；同时，参考国内大量文献及规范指南，使本书覆盖内容全面，条理清晰，实用性更强。为满足甘肃省不同级别医疗单位诊疗需求，本书作为甘肃省超声报告基础模板，主要列举各脏器常见病变报告规范描述及诊断，希望甘肃省各级医院严格按照基础模板规范本单位报告书写，根据临床需求和病例具体情况在本模板的基础上进行描述。

兰州大学第二医院超声医学中心的工作人员负责模板主体编写和整理编辑工作，他们付出了大量的精力和时间。本书在撰写的过程中得到了甘肃省专家张学兰、马苏美、盛丽、管玲、谢峰、刘艳群、吴菊、任小龙、杨晓娟及各地州市质控中心主任的大力支持和帮助，在此我们致以衷心的感谢。希望本书的出版能够在规范甘肃省超声报告书写中真正发挥指导作用。对于本书中不全面及疏漏之处，希望专家同仁们不吝赐教并提出宝贵意见。

甘肃医学会超声分会

甘肃超声医疗质控中心

甘肃医师协会超声分会

兰州大学第二医院超声医学中心

2021年6月

目 录

一　腹部超声

（一）肝脏

1.正常肝脏

【超声描述】

肝脏大小正常（左叶前后径约_____cm/mm，右叶上下斜径约_____ cm/mm），形态如常，被膜完整平滑，实质回声均匀，肝内管状结构走行清晰，未见扩张；门静脉主干内径约_____cm/mm。CDFI：门静脉及肝静脉主干血流信号可见，血流方向未见异常。

【超声提示】

肝脏声像图未见异常。

2.脂肪肝

（1）均匀性脂肪肝

【超声描述】

肝脏大小如常/增大（左叶前后径约_____cm/mm，右叶上下斜径约_____cm/mm），形态如常/饱满，被膜平滑完整，实质回声细密、增强，分布均匀，（后方肝组织回声减弱），肝内管状结构走行清晰/欠清晰，未见扩张；门静脉主干内径约_____cm/mm。CDFI：门静脉及肝静脉主干血流信号可见，血流方向未见异常。

【超声提示】

脂肪肝。

（2）非均质性脂肪肝

【超声描述】

肝脏大小如常/增大（左叶前后径约_____cm/mm，右叶上下斜径约_____cm/mm），形态如常/饱满，被膜平滑完整，实质回声细密、增强，分布不均匀，肝内探及（多个）片状低/高回声，形态不规则，边界欠清，其内可见管状结构走形；门静脉主干内径约_____cm/mm。CDFI：门静脉及肝静脉主干血流信号可见，血流方向未见异常。

【超声提示】

多考虑非均质性脂肪肝。

3.肝脏弥漫性病变

【超声描述】

肝脏大小如常/增大（左叶前后径约_____cm/mm，右叶上下斜径约_____cm/mm），形态如常/失常，被膜完整平滑/不平滑，肝脏实质回声弥漫性粗糙，不均匀（呈"地图样"改变/呈"网格样"强回声）；肝内管状结构走行（不）清晰，未见扩张；门静脉主干内径约_____cm/mm。CDFI：门静脉及肝静脉主干血流信号可见，血流方向未见异常。

【超声提示】

肝脏弥漫性改变（结合病史或实验室检查，多考虑肝炎/多考虑血吸虫病等）。

4.瘀血肝

【超声描述】

肝脏大小如常/增大（左叶前后径约_____cm/mm，右叶上下斜径约_____cm/mm），形态如常/失常，被膜完整平滑，肝脏实质回声减低；肝静脉内径增宽，肝左、中、右静脉内径分别约_____cm/mm、_____cm/mm、_____cm/mm，下腔静脉肝后段内径约_____cm/mm，门静脉主干内径约_____cm/mm。CDFI：门静脉及肝静脉主干血流信号可见，血流方向未见异常（流速减慢/频谱形态如常/异常）；腹腔（肝脏前/肠间隙）可见液性暗区，最大深度约_____cm/mm。

【超声提示】

肝脏弥漫性改变，肝静脉扩张，腹腔积液，符合瘀血肝声像图。

5.肝硬化

【超声描述】

肝脏大小如常/增大/缩小（左叶前后径约_____cm/mm，右叶上下斜径约_____cm/mm），形态如常/失常，被膜完整平滑/不平滑（锯齿状/波浪状），肝脏实质回声粗糙（增强/不均匀）；肝脏内管状结构（不）清晰，肝静脉正常/变细/不清晰，肝脏内胆管（不）扩张；门静脉主干内径约_____cm/mm。CDFI：门静脉及肝静脉主干血流信号（不）可见，血流方向未见异常。（①门静脉主干内径_____cm/mm，内未见异常回声显示。CDFI：入肝血流，流速_____cm/s。②门静脉主干内径_____cm/mm，内可见范围约_____cm/mm×_____cm/mm的低回声，形态欠规则，边界欠清，周边可见窄束样血流信号/管腔内未见明显血流信号。③门静脉正常结构消失，肝门部可见蜂窝状无回声，范围约_____cm/mm×_____cm/mm，无回声区内充满血流信号，可探及静脉样频谱。）

【超声提示】

肝脏弥漫性改变，结合病史考虑肝硬化。（①门静脉内径增宽。②门静脉内径增宽，门静脉内低回声，多考虑血栓/癌栓。③门静脉海绵样变。）

6.肝脏单纯性囊肿

【超声描述】

肝脏大小如常/增大/缩小（左叶前后径约_____cm/mm，右叶上下斜径约_____cm/mm），形态如常/失常，被膜完整平滑，肝S_____可探及大小约_____cm/mm×_____cm/mm的无回声（肝内探及多个无回声，较大者位于S_____，大小约_____cm/mm×_____cm/mm），形态规则，边界清，壁薄，边缘光滑，后方回声增强，[囊壁厚薄（不）均匀，囊内可见细小密集点状弱回声，周边未见（可见）血流信号]。余肝脏实质回声均匀，肝脏内管状结构清晰，未见扩张；门静脉主干内径约_____cm/mm。CDFI：门静脉及肝静脉主干血流信号可见，血流方向未见异常。

【超声提示】

肝S____囊肿/肝脏多发性囊肿。

7. 多囊肝

【超声描述】

肝脏大小如常/增大/缩小（左叶前后径约____cm/mm，右叶上下斜径约____cm/mm），形态如常/失常，被膜完整平滑/不平滑，肝脏实质内可见多个大小不等的无回声，边界清晰，壁薄，内部回声清晰，较大者位于S____，大小约____cm/mm×____cm/mm；肝脏内管状结构受压变细、移位，门静脉主干内径约____cm/mm。CDFI：门静脉及肝脏静脉主干血流信号可见，血流方向未见异常。

【超声提示】

多囊肝。

8. 肝包虫病（棘球蚴病）

【超声描述】

肝脏大小如常/增大/缩小（左叶前后径约____cm/mm，右叶上下斜径约____cm/mm），形态如常/失常，被膜完整平滑/不平滑，实质回声不均匀，肝S____探及大小约____cm/mm×____cm/mm无回声（多个无回声），壁光滑/增厚（呈"双壁征"/"车轮样"/"囊中囊"/局部囊壁有斑片状强回声）囊内透声好/透声欠佳（可见分隔样结构/可见带状回声漂浮，呈"水百合花"征），周边及内部未见彩色血流信号；余肝实质回声均匀，肝内管状结构走行清晰；门静脉主干内径____cm/mm，为单向入肝血流。CDFI：门静脉及肝静脉主干血流信号可见，血流方向未见异常。

【超声提示】

肝S____囊性病灶/肝内多发囊性病灶，多考虑肝包虫。

9. 肝脓肿

【超声描述】

肝脏大小如常/增大/缩小（左叶前后径约____cm/mm，右叶上下斜径约____cm/mm），形态如常/失常，被膜完整平滑/不平滑，实质回声不均匀，肝S____可见范围约____cm/mm×____cm/mm低回声/混合回声，边界模糊不清晰，内部回声不均匀/内可见范围约_____cm/mm×_____cm/mm的不规则无回声。CDFI：其内及周边均可见血流信号；余肝脏实质回声均匀，肝内管状结构清晰，未见扩张；门静脉主干内径约_____cm/mm。门静脉及肝静脉主干血流信号可见，血流方向未见异常。

【超声提示】

肝S_____占位性病变（符合肝脏脓肿声像图）。

10.肝脏血管瘤

【超声描述】

肝脏大小如常/增大/缩小（左叶前后径约_____cm/mm，右叶上下斜径约_____cm/mm），形态如常/失常，被膜完整平滑/不平滑，肝S_____探及一个（数个）高（低/混合）回声，（较大者位于S_____）大小约_____cm/mm×_____cm/mm，边界清晰，形态规则，边缘回声增强（可见"裂隙"征），内部回声（不）均匀，病灶内部（周边）未见（可见）血流信号；余肝脏实质回声均匀，肝内管状结构清晰，未见扩张；门静脉主干内径约_____cm/mm。CDFI：门静脉及肝静脉主干血流信号可见，血流方向未见异常。

【超声提示】

肝S_____实性占位/肝脏多发实性占位（肝血管瘤可能性大）。

建议：超声造影进一步检查。

11.原发性肝癌

（1）HCC（结节型和巨块型）

【超声描述】

肝脏大小如常/增大/缩小（左叶前后径约_____cm/mm，右叶上下斜径约_____cm/mm），形态如常/失常，被膜完整平滑/不平滑（可见"驼峰"征），肝S_____内可见一大小约_____cm/mm×_____cm/mm的低（等/高）回声，不均质回声（结节），边界（不）清晰，形态（不）规则，内回声均匀（不均匀，周围可见低回声晕环）。CDFI：结节内部（周边）可见动脉血流信号，Vmax_____cm/s。RI_____；余肝脏实质回声（不）均匀（增强），肝脏内管状结构（不）清晰，门静脉主干内径约_____cm/mm，门静脉、肝脏静脉受压狭窄（闭塞），走行迂曲，下腔静脉变形，门静脉（肝脏静脉）内可见等（低）回声，大小约＿＿＿cm/mm×＿＿＿cm/mm，形态规则（不规则），其内可见（未见）血流信号，肝内胆管（不）扩张；第一肝门周围探及多个明显肿大的淋巴结样图像，较大者大小约＿＿＿cm/mm×＿＿＿cm/mm，纵/横＿＿＿，皮髓质分界清晰/欠清，淋巴门结构正常/异常（偏移），血流呈门型/边缘型/混合型/未见明显血流信号。

【超声提示】

肝脏实性占位（肝癌可能性大）。

门静脉内异常回声（癌栓可能性大）。

肝门部多发肿大淋巴结。

建议：超声引导下穿刺活检或超声造影进一步诊断。

（2）HCC（弥漫型）

【超声描述】

肝脏大小如常/增大/缩小（左叶前后径约＿＿＿cm/mm，右叶上下斜径约＿＿＿cm/mm），形态如常/失常，被膜完整平滑/不平滑，肝脏实质回声弥漫性不均匀，可见粗大斑点状回声，肝脏内管状结构（不）清晰，走行迂曲（变细/消失），门静脉主干内径约＿＿＿cm，门静脉内可见等（低）回声充填，大小约＿＿＿cm/mm×＿＿＿cm/mm，形态规则（不规则），其内可见（未见）血流信号。

【超声提示】

肝脏弥漫性实性占位病变（弥漫性肝癌可能性大）。

门静脉内异常回声（癌栓可能性大）。

建议：超声引导下穿刺活检或超声造影明确诊断。

12. 转移性肝癌

【超声描述】

肝脏大小如常/增大/缩小（左叶前后径约＿＿＿cm/mm，右叶上下斜径约＿＿＿cm/mm），形态如常/失常，被膜完整平滑/不平滑，肝脏实质内可见数个大小不等的高（等/低）回声结节，部分结节融合，较大者位于肝（左）右叶，大小约＿＿＿cm/mm×＿＿＿cm/mm，形态（不）规则，边界清晰，周围可见（未见）低回声晕，内部回声欠均匀，部分结节内可见形状不规则的液性暗区，部分可见钙化斑。CDFI：结节内部/周边未见（可见）血流信号；门静脉主干内径约____cm/mm，胆总管上段内径约____cm/mm。

【超声提示】

肝脏多发实性占位（肝脏转移癌可能性大）。

建议：超声引导下穿刺活检或超声造影明确诊断。

（二）胆囊

1. 正常胆囊

【超声描述】

胆囊大小（长____cm/mm，宽____cm/mm），形态正常，壁光滑（厚约____cm/mm），内部透声好，腔内未探及异常回声。肝内胆管未见扩张，胆总管上段内径____cm/mm，内未见异常回声显示。CDFI：胆囊壁未见异常血流信号。

【超声提示】

胆囊内未见异常。

2. 胆囊结石

（1）典型结石

【超声描述】

胆囊大小（长____cm/mm，宽____cm/mm），形态正常（饱满），壁厚度正常（增厚，厚约____cm/mm，呈"双边影"），内壁（不）光滑，胆囊内可见一个（多个）强回声，后方伴声影，可随体位变化而移动，较大者长约____cm/mm，胆汁透声好/差；胆总管上段内径____cm/mm，显示长度约____cm/mm，显示段内未见明显异常。

【超声提示】

胆囊结石（多发）/（并胆囊炎）。

（2）非典型结石（泥沙样结石/充满型结石/胆囊颈部结石）

【超声描述】

胆囊大小（长____cm/mm，宽____cm/mm），形态正常（饱满），壁厚度正常（增厚，厚约____cm/mm），内壁（不）光滑，胆囊腔内可见范围约____cm/mm×____cm/mm的强回声聚集，后方伴宽大声影，可随体位变化而移动/胆囊部位探及长约____cm/mm的弧形强回声，后方伴声影，呈"WES"征/于胆囊颈部探及长约____cm/mm的强回声，后方伴声影，不随体位改变移动；胆总管上段内径____cm/mm，显示长度约____cm/mm，显示段内未见明显异常。

【超声提示】

胆囊泥沙样结石/胆囊充满型结石/胆囊颈部结石（嵌顿可能性大）。

3.胆囊息肉样病变

【超声描述】

胆囊大小（长_____cm/mm，宽_____cm/mm），形态正常，壁不厚（厚约_____cm/mm），内壁不光滑，胆囊前/后壁可见（数个）高回声，突入腔内，与壁相连，不随体位移动，后方无声影，较大者长约____cm/mm，（似可见蒂与胆囊壁相连/基底部宽约____cm/mm，高约____cm/mm，内未见彩色血流信号），胆总管上段内径____cm/mm，显示长度____cm/mm，显示段内未见异常。

【超声提示】

胆囊息肉样病变。

4.胆囊胆固醇沉着症

【超声描述】

胆囊大小（长____cm/mm，宽____cm/mm），形态正常，壁不厚（厚约____cm/mm），内壁不光滑，胆囊壁可见一个/数个点状强回声，较大者长约____cm/mm，后方伴"彗星尾"征；胆总管上段内径____cm/mm，显示长度____cm/mm，显示段内未见异常。

【超声提示】

多考虑胆囊壁胆固醇结晶形成。

5.胆囊腺肌症

【超声描述】

胆囊大小（长_____cm/mm，宽_____cm/mm），形态正常，内壁不光滑，胆囊壁厚薄不均匀，胆囊底/体/颈部可见局灶性（弥漫性）增厚，范围约_____cm/mm×_____cm/mm，内可见多个小无回声及点状强回声，后方伴"彗星尾"征。CDFI：增厚的胆囊壁未见血流信号；胆总管内径_____cm/mm，显示长度_____cm/mm，显示段内未见异常回声显示。

【超声提示】

胆囊底/体/颈部局限性（弥漫性）增厚，多考虑胆囊腺肌症。

建议：脂餐实验进一步检查。

6.胆囊腺瘤

【超声描述】

胆囊大小（长_____cm/mm，宽_____cm/mm）形态正常，内壁不光滑，厚_____cm/mm，胆囊颈（底/体）部壁上可见一（数）个乳头状（结节状）高（等）回声结节，自胆囊壁向腔内凸起，大小（较大）约_____cm/mm×_____cm/mm，基底部增宽（不增宽），后方无声影，不随体位移动。CDFI：结节内部未见血流信号；胆总管内径_____cm/mm，显示长度_____cm/mm，显示段内未见异常回声显示。

【超声提示】

胆囊壁新生物形成（腺瘤可能性大）。

7.胆囊癌

【超声描述】

胆囊大小（长_____cm/mm，宽_____cm/mm），形态如常/失常，壁厚约_____cm/mm/不均匀增厚（范围约_____cm/mm×_____cm/mm），胆囊壁与周围肝脏组织分界不清晰，胆汁透声好/差，于胆囊前壁/后壁/颈部/底部可见（数个）不规则低/等/高回声，大小约_____cm/mm×_____cm/mm，内回声均匀/不均匀，突向胆囊腔内，不随体位改变移动，附着处胆囊壁连续性中断。CDFI：内探及点状/短棒状血流信号。RI_____；胆总管内径_____

cm/mm，显示长度_____cm/mm，显示段内未见异常回声显示。

【超声提示】

胆囊腔内实性占位，胆囊癌可能性大。

建议：超声造影及其他检查。

8.肝内胆管结石

【超声描述】

肝S_____/左（右）叶内可见数个强回声，沿肝内胆管走行排列，后方伴声影，较大者长约_____cm/mm，远端胆管扩张，内径_____cm/mm，胆总管上段内径_____cm/mm，显示长度_____cm/mm，显示段内未见异常回声显示。

【超声提示】

多考虑肝内胆管结石。

9.胆总管上段结石

【超声描述】

胆总管上段内径_____cm/mm，显示长度约_____cm/mm，显示段内探及大小约_____cm/mm×_____cm/mm强回声/显示段内探及多个强回声，较大者长约_____cm/mm，后方伴声影；肝内胆管内径增宽，呈"树枝状"改变。

【超声提示】

多考虑胆总管上段结石。

10.先天性胆总管囊状扩张症

【超声描述】

肝门部探及范围约_____cm/mm×_____cm/mm无回声，边界清晰，囊壁薄/增厚，约_____cm/mm，内透声好/内透声差，内可见长约_____cm/mm强回声，后方伴声影/内可见范围约_____cm/mm×_____cm/mm的低回声，内未见彩色血流信号，上下两端与胆总管相连，下段胆总管未见异常回声显示；肝内胆管内径正常/增宽（呈"树枝状"），未见异常回声显示。

【超声提示】

先天性胆总管囊性扩张（并结石/胆泥形成）。

11.胆管癌

【超声描述】

胆总管上段内径＿＿cm/mm，显示长度＿＿cm/mm，显示段内距肝门约＿＿cm/mm处探及大小约＿＿cm/mm×＿＿cm/mm低/高回声，边界不清晰，形态不规则，内回声均匀/不均匀，内部可见血流信号/胆总管管壁不规则增厚，呈"V"（">"）字形。CDFI：管壁可见血流信号增多；左、右肝管宽＿＿cm/mm、＿＿cm/mm，显示段内未见异常回声显示。

【超声提示】

胆总管上（中/下）段实性占位，多考虑胆管癌。

（三）胰腺

1.正常胰腺

【超声描述】

胰腺大小、形态正常，轮廓光滑规整，实质回声均匀，主胰管未见扩张。

【超声提示】

胰腺声像图未见异常。

2.急性胰腺炎

【超声描述】

胰头厚＿＿cm/mm，胰体厚＿＿cm/mm，胰尾厚＿＿cm/mm，边缘模糊不清，内回声不均匀/减低，主胰管扩张，内径宽＿＿cm/mm，胰周可见范围约＿＿cm/mm×＿＿cm/mm的液性暗区，内透声好。

【超声提示】

胰腺声像图所示，多考虑胰腺炎并周围渗出。

3.慢性胰腺炎

【超声描述】

胰头厚_____cm/mm，胰体厚_____cm/mm，胰尾厚_____cm/mm，形态正常/萎缩，轮廓清晰/不清晰，内回声不均匀，其内可探及点状/条状强回声，主胰管呈"串珠样"改变，内径宽约_____cm/mm。

【超声提示】

胰腺声像图所示，多考虑胰腺慢性炎性改变。

4.胰腺真性囊肿

【超声描述】

胰头厚_____cm/mm，胰体厚_____cm/mm，胰尾厚_____cm/mm，胰腺形态如常，内回声不均匀，其内可见_____cm/mm×_____cm/mm无回声，边界清，外形规则，内透声好，后方回声增强，主胰管未见扩张。

【超声提示】

胰腺囊性占位，多考虑胰腺囊肿。

5.胰腺假性囊肿

【超声描述】

胰头厚_____cm/mm，胰体厚_____cm/mm，胰尾厚_____cm/mm，胰腺形态失常/正常，内回声均匀/不均匀，主胰管未见扩张；于胰尾/体部/胰周探及范围约_____cm/mm×_____cm/mm无回声，边界清，形态不规则，囊壁较厚，不光滑，内可见分隔，内透声好/差。

【超声提示】

胰腺声像图所示，结合病史，多考虑胰腺炎性改变并胰腺假性囊肿形成。

6.胰腺癌

【超声描述】

胰头厚_____cm/mm，胰体厚_____cm/mm，胰尾厚_____cm/mm，胰腺不规则增大，形态失常，内回声不均匀，胰头/体/尾部可探及_____cm/mm×_____cm/mm低回声，形态不规则，边缘不清晰，内部回声不均匀。CDFI：

周边可见点状血流信号，主胰管均匀性/串珠状扩张，内径宽_____cm/mm；胰周可见多个低回声，较大者大小约_____cm/mm×_____cm/mm，边界清，外形规则，内回声均匀，其内未探及明显血流信号。

【超声提示】

胰头/体/尾实性占位，多考虑胰腺癌。

胰周多发低回声，多考虑淋巴转移。

7. 壶腹部癌

【超声描述】

胆囊大小（长_____cm/mm，宽_____cm/mm），形态正常，壁薄光滑，透声好，胆囊腔内未见异常回声显示；肝内外胆管扩张，胆总管内径_____cm/mm；胰头厚_____cm/mm，胰体厚_____cm/mm，胰尾厚_____cm/mm，胰腺形态正常，边界清晰，实质回声均匀，主胰管扩张，内径_____cm/mm；胰头右下方探及大小约_____cm/mm×_____cm/mm低回声，形态不规则，边界不清晰，内回声尚均匀。CDFI：内部可见点状血流信号；肝门部探及数个淋巴结样低回声，较大者大小约_____cm/mm×_____cm/mm。

【超声提示】

胰头右下方低回声占位，多考虑壶腹部癌。

肝内外胆管扩张、胰管扩张。

8. 胰岛素瘤

【超声描述】

胰头厚_____cm/mm，胰体厚_____cm/mm，胰尾厚_____cm/mm，轮廓清楚，内回声不均匀，胰体/尾部可见_____cm/mm×_____cm/mm低回声，边界清晰，形态规则，内回声均匀。CDFI：周边及内部可见血流信号；主胰管未见扩张。

【超声提示】

胰腺实性占位，结合临床病史，多考虑胰岛素瘤。

（四）脾脏

1. 正常脾脏

【超声描述】

脾脏厚径_____cm/mm，长径_____cm/mm，形态未见异常，包膜光滑，脾实质回声均匀，脾门部脾静脉内径_____cm/mm。CDFI：未见明显异常血流信号。

【超声提示】

脾脏声像图未见异常。

2. 脾大

【超声描述】

脾脏厚径_____cm/mm，长径_____cm/mm 或肋下长_____cm/mm，厚_____cm/mm，脾指数_____cm²/mm²（脾下缘平脐/脾下缘位于脐水平以下）；形态饱满，包膜完整，边缘圆钝，脾实质回声均匀\稍增强，脾门部脾静脉内径_____cm/mm。CDFI：未见明显异常血流信号/血流充盈良好（血流分布较丰富）。

【超声提示】

脾大（轻度/中度/重度），脾静脉增宽。

3. 脾血管瘤

【超声描述】

脾脏厚径_____cm/mm，长径_____cm/mm，形态正常，包膜光滑，脾实质内可见大小约_____cm/mm×_____cm/mm 高回声，边界清晰/不清晰，形态规则/不规则，内部回声不均匀，内可见小无回声，呈网状改变，高回声内部未见明显血流信号，周边可见点状血流信号；脾门部脾静脉内径_____cm/mm。CDFI：内未见明显异常血流信号。

【超声提示】

脾脏高回声占位，多考虑脾血管瘤。

4.脾梗死

【超声描述】

脾脏厚径_____cm/mm，长径_____cm/mm，肋下长_____cm/mm，体积增大，形态饱满，包膜光滑，脾实质内可见大小（范围）约_____cm/mm×_____cm/mm低回声区，边界清晰/不清晰，呈楔形（尖端朝向脾门），低回声区内部回声不均匀，可见短条状强回声分布，低回声区内未见血流信号；脾门部脾静脉内径_____cm/mm。CDFI：余脾实质内未见明显异常血流信号。

【超声提示】

脾大、脾梗死。

5.脾脏淋巴瘤

【超声描述】

脾脏显著增大、回声减低/脾脏厚径_____cm/mm，长径_____cm/mm，肋下长_____cm/mm，包膜光滑，脾实质内可见大小约_____cm/mm×_____cm/mm的低回声/极低回声，边界清晰，形态规则/不规则，内部回声均匀。CDFI：极低回声内可见点状/线状血流信号；脾门部脾静脉内径_____cm/mm。

【超声提示】

脾内多发实性占位性病变，多考虑脾脏淋巴瘤。

6.脾破裂

（1）脾包膜下血肿

【超声描述】

脾脏厚径_____cm/mm，长径_____cm/mm，肋下长_____cm/mm，形态正常或失常，包膜光滑，包膜下可见（范围约_____cm/mm×_____cm/mm）无回声，其内可见细点状回声。CDFI：无回声区内未见明显血流信号。

【超声提示】

结合病史多考虑脾破裂合并包膜下血肿形成。

（2）脾实质内血肿

【超声描述】

脾脏厚径_____cm/mm，长径_____cm/mm，肋下长_____cm/mm，形态正常或失常，包膜光滑/包膜连续性中断/完整，实质内可见一范围约_____cm/mm×_____cm/mm的不规则无回声或不均匀弱回声，形态欠规则，边界清晰/不清晰，内回声不均匀，其内可见细点状回声。CDFI：无回声内未见明显血流信号。

【超声提示】

结合病史多考虑脾破裂合并实质内血肿形成。

（3）真性脾破裂合并腹腔积血

【超声描述】

脾脏厚径_____cm/mm，长径_____cm/mm，肋下长_____cm/mm，形态正常或失常，包膜连续性不完整，实质内可见不规则无回声或不均匀弱回声，边界欠清，形态不规则，延伸至脾包膜回声中断处。CDFI：无回声或弱回声内未见明显血流信号；脾周可见无回声分布，最大深度约_____cm/mm。

【超声提示】

结合病史多考虑脾破裂。

7.副脾

【超声描述】

脾脏厚径_____cm/mm，长径_____cm/mm，形态未见异常，包膜光滑，脾实质回声均匀，于脾门处/脾下极可见大小约_____cm/mm×_____cm/mm等回声（类脾样回声），外形规则，边界清晰，包膜完整，内部回声均匀。CDFI：等回声内可见来自脾门处动静脉血流信号分布；脾门部脾静脉内径_____cm/mm。

【超声提示】

副脾。

（五）双肾及输尿管

1.正常双肾、输尿管

【超声描述】

双肾大小、形态正常，包膜光滑平整，实质回声分布均匀，皮髓界限清晰，集合系统未见分离。CDFI：双肾血流呈"树枝状"分布，灌注良好；双侧输尿管未见扩张。

【超声提示】

双肾未见明显异常。

双侧输尿管未见扩张。

2.肾囊肿/囊性占位

【超声描述】

左肾（长＿＿＿cm/mm、宽＿＿＿cm/mm、厚＿＿＿cm/mm）、右肾（长＿＿＿cm/mm、宽＿＿＿cm/mm、厚cm/mm），形态正常/失常，左/右肾实质回声不均匀，左/右肾实质内探及大小约＿＿＿cm/mm×＿＿＿cm/mm的无回声，形态规则，边界清，壁薄/不均匀增厚，内透声好/欠佳（内可见纤细/不规则分隔，囊壁可见斑点状强回声/低回声突起）。CDFI：内未见彩色血流信号/周边（分隔上）可见点状血流信号；双肾集合系统未见分离。

【超声提示】

左/右肾囊性占位，Bosniak 为 Ⅰ/Ⅱ/ⅡF/Ⅲ/Ⅳ级。

3.多囊肾

【超声描述】

双肾位置正常，左肾（长＿＿＿＿cm/mm、宽＿＿＿＿cm/mm、厚＿＿＿cm/mm）、右肾（长＿＿＿cm/mm、宽＿＿＿cm/mm、厚＿＿＿cm/mm），体积明显增大，形态失常，轮廓不规整，双肾区充满大小不等的类圆形无回声，轮廓清晰，互不相通，左侧较大者大小约＿＿＿cm/mm×＿＿＿cm/mm，右侧较大者大小约＿＿＿cm/mm×＿＿＿cm/mm；双肾实质变薄，回声增强；

双肾集合系统显示不清。CDFI：双肾血流灌注减少。

【超声提示】

多考虑多囊肾。

4. 肾错构瘤

【超声描述】

左肾（长＿＿cm/mm、宽＿＿cm/mm、厚＿＿cm/mm）、右肾（长＿＿cm/mm、宽＿＿cm/mm、厚＿＿cm/mm），形态正常，左/右实质回声不均匀，于左/右肾上/中/下极实质内探及大小约＿＿cm/mm×＿＿cm/mm的高回声，边界清，形态规则，内回声不均匀，其内未探及明显血流信号，其余肾实质回声均匀，双肾集合系统未见分离。CDFI：双肾血流灌注良好。

【超声提示】

左/右肾实质高回声占位，多考虑错构瘤。

5. 肾癌

【超声描述】

双肾位置正常，左肾（长＿＿cm/mm、宽＿＿cm/mm、厚＿＿cm/mm）、右肾（长＿＿cm/mm、宽＿＿cm/mm、厚＿＿cm/mm），被膜回声连续/中断，实质回声不均匀，于左/右肾上/中/下极探及大小约＿＿cm/mm×＿＿cm/mm的低/高/等回声结节，边界清，形态规则，略向被膜外突起，其内回声不均匀，周边可见丰富血流信号/其内探及点状（短棒状）血流信号，双肾集合系统未见分离。CDFI：双肾血流灌注好；肾静脉及下腔静脉内可见团块状低回声，范围约＿＿cm/mm×＿＿cm/mm，形态不规则，边界清，内回声不均匀，其内可探及血流信号。

【超声提示】

左/右肾低/高/等回声占位，多考虑癌。

肾静脉及下腔静脉内低回声，多考虑栓子。

建议超声造影进一步检查。

6.肾盂癌

【超声描述】

双肾位置正常,左肾(长_____cm/mm、宽_____cm/mm、厚_____cm/mm)、右肾(长_____cm/mm、宽_____cm/mm、厚_____cm/mm),肾实质回声均匀。于左/右肾上/中/下盂内探及大小约_____cm/mm×_____cm/mm的低回声,边界清/欠清,形态规则/不规则,内回声均匀/不均匀。CDFI:其内探及点状血流信号,周边可见绕行的血流信号;集合系统未见分离。

【超声提示】

左/右肾盂低回声占位,多考虑肾盂癌。

建议超声造影进一步检查。

7.双肾弥漫性病变

【超声描述】

双肾形态正常,左肾(长_____cm/mm、宽_____cm/mm、厚_____cm/mm),实质厚_____cm/mm,右肾(长_____cm/mm、宽_____cm/mm、厚_____cm/mm),实质厚_____cm/mm,肾实质回声增强,皮髓质界限不清,集合系统未见分离。CDFI:双肾血流信号稀少。

【超声提示】

双肾弥漫性病变,请结合实验室检查。

8.肾结石

【超声描述】

双肾大小、形态如常,肾实质回声均匀,集合系统未见/可见分离,左/右肾上/中/下集合系统内探及长约_____cm/mm多个强回声,较大者长约_____cm/mm,后方伴声影。CDFI:双肾血流呈"树枝状"分布,灌注良好。

【超声提示】

左/右肾结石(多发)。

9.肾积水，输尿管上段结石

【超声描述】

左肾（长_____cm/mm、宽_____cm/mm、厚_____cm/mm）、右肾（长_____cm/mm、宽_____cm/mm、厚_____cm/mm），形态正常，实质回声均匀，厚度正常/变薄，左/右肾集合系统分离_____cm/mm，呈"花瓣状"/"烟斗状"。CDFI：双肾血流灌注良好；左/右侧输尿管上段内径_____cm/mm，内部可探及长约_____cm/mm的强回声/多个强回声，较大者长约_____cm/mm，后方伴声影/不伴声影，右/左侧输尿管未见扩张。

【超声提示】

左/右侧输尿管上段结石并扩张。

左/右肾积水。

10.重复肾

【超声描述】

双肾位置正常，左肾（长_____cm/mm、宽_____cm/mm、厚_____cm/mm）、右肾（长_____cm/mm、宽_____cm/mm、厚_____cm/mm），左/右肾体积增大，以长径增大明显，外形略呈"葫芦形"，内侧缘中部可见一凹形切迹，内可见两个集合系统，排列整齐。

【超声提示】

左/右肾声像图所见，多考虑重复肾。

11.马蹄肾

【超声描述】

左肾（长_____cm/mm、宽_____cm/mm、厚_____cm/mm）、右肾（长_____cm/mm、宽_____cm/mm、厚_____cm/mm），左/右肾位置偏低，双肾下极于腹主动脉/下腔静脉前方相连并融合，横跨脊柱，俯卧位背侧探查，呈倒置的"V"字形，双肾实质回声均匀，集合系统未见分离。CDFI：双肾彩色血流未见异常。

【超声提示】

肾脏先天性异常，多考虑马蹄肾。

12. 肾缺如

【超声描述】

左/右肾体积明显增大，大小（长＿＿＿ cm/mm、宽＿＿＿cm/mm、厚＿＿＿cm/mm），实质厚＿＿＿cm/mm，被膜完整，实质回声均匀，皮髓质界限清晰，左/右肾动脉可见，其内血流通畅，频谱未见异常，右/左侧肾窝及腹部、盆腔均未探及肾脏样声像图。

【超声提示】

左/右侧孤立肾，右/左侧肾缺如待排除。

建议进一步检查，左/右侧肾发育不全。

13. 海绵肾

【超声描述】

双肾大小、形态正常，实质回声均匀，肾锥体回声明显增强，呈放射状分布，皮髓质分界清晰，肾内集合系统未见分离。CDFI：显示双肾血流呈"树枝状"分布，灌注良好。

【超声提示】

双肾锥体回声增强，多考虑海绵肾。

14. 输尿管囊肿

【超声描述】

膀胱充盈良好，壁厚度正常，内壁光滑，于左/右侧三角区探及大小约＿＿＿cm/mm×＿＿＿cm/mm的无回声，壁薄光滑，内透声好，其大小可随输尿管排尿活动时大时小。CDFI：排尿时无回声，顶部可见朝向膀胱的尿流信号。

【超声提示】

多考虑左/右侧输尿管囊肿。

15. 输尿管肿瘤

【超声描述】

双肾大小、形态正常，实质回声均匀，皮髓界限清晰，左/右肾侧集合系统未见分离，右/左侧集合系统分离_____cm/mm，肾周未见异常。
CDFI：双肾血流呈"树枝状"分布，灌注良好。右/左侧输尿管上/中/下段
管腔内探及大小约_____cm/mm×_____cm/mm的团块状低回声，与输尿管界
限不清/欠清，其内探及点状血流信号/输尿管管壁局部增厚/输尿管连续性
中断；右/左侧上段输尿管内径增宽，内径约_____cm/mm；左/右侧输尿管
未见扩张。

【超声提示】

右/左侧输尿管上/中/下段低回声，多考虑输尿管癌。

右/左肾积水，右/左侧输尿管上段/中上段扩张。

（六）膀胱、前列腺

1.正常膀胱、前列腺、精囊腺

【超声描述】

膀胱充盈佳，壁厚度正常，内壁光滑，腔内未探及异常回声。

经腹部/经直肠前列腺大小约_____cm/mm×_____cm/mm×_____
cm/mm，形态正常，包膜完整，实质回声均匀，内部未见局灶性异常回
声。CDFI：腺体内未探及异常血流信号。

双侧精囊腺大小正常，轮廓规整，呈不均质回声，内部未见异常回
声。CDFI：未探及异常血流信号。

【超声提示】

膀胱、前列腺、双侧精囊腺未见异常。

2.膀胱结石

【超声描述】

膀胱充盈佳（欠佳），内壁光滑/毛糙，于膀胱腔内探及长约_____
cm/mm的强回声（膀胱内探及多个强回声，较大的长约_____cm/mm），后
方伴声影，随体位改变而移动。

【超声提示】

膀胱结石。

3.膀胱癌

【超声描述】

膀胱充盈佳（欠佳），内壁不光滑，于前（后/右侧/左侧）壁探及乳头状（菜花样）高（等/低）回声，大小约____cm/mm×____cm/mm，基底较宽，向膀胱腔内突入，后方不伴声影，不随体位改变而移动。CDFI：病灶内部可探及彩色血流信号。

【超声提示】

膀胱前（后/右侧/左侧）壁实性占位，考虑膀胱癌可能性大。

建议膀胱镜进一步检查。

4.膀胱憩室

【超声描述】

膀胱充盈佳（欠佳），于左（右）侧探及大小为____ cm/mm×____ cm/mm的无回声区，紧靠膀胱，壁薄光滑，其内透声佳，与膀胱腔相通，排尿后无回声区减小。

【超声提示】

多考虑膀胱憩室形成。

5.膀胱腔内凝血块

【超声描述】

膀胱充盈佳（欠佳），内壁不光滑，壁厚____cm/mm，腔内探及一略强（低）回声，大小约____cm/mm×____cm/mm，边界尚清晰，形态不规则，后方不伴声影，可随体位改变而移动。CDFI：内部及周边未见血流信号。

【超声提示】

膀胱内异常回声，多考虑凝血块。

6.膀胱嵴梁化改变

【超声描述】

膀胱充盈佳（不佳），内壁毛糙，高低不平，膀胱壁可探及条索状凸起及深陷的隐窝。

【超声提示】

符合膀胱嵴梁化声像图。

7.膀胱炎性改变

【超声描述】

膀胱充盈佳（欠佳），壁毛糙、不光滑，壁厚_____cm/mm，透声欠佳，可见散在点状强回声漂浮。CDFI：血流信号未见明显异常。

【超声提示】

多考虑膀胱炎性改变。

8.残余尿

【超声描述】

排尿后，膀胱内可探及范围约_____cm/mm×_____cm/mm×_____cm/mm的液性暗区/膀胱区未探及液性暗区。

【超声提示】

残余尿量约_____ml/无残余尿。

9.尿潴留

【超声描述】

膀胱过度充盈，即时尿量约_____ml，内壁光滑，其内未见异常回声。

【超声提示】

尿潴留。

10.前列腺囊肿

【超声描述】

前列腺形态正常/增大，大小约_____cm/mm×_____cm/mm×_____cm/mm，轮廓清晰，包膜光整，实质回声不均匀，内可见一个（多个）无回声区，大小约_____cm/mm×_____cm/mm（较大者大小约_____cm/mm×_____cm/mm），内透声好/欠佳，可见/未见条带状分隔。CDFI：内未见明显血流信号。

【超声提示】

前列腺囊肿。

11.前列腺增生症并钙化灶

【超声描述】

经腹部/直肠前列腺各径增大，大小约_____cm/mm×_____cm/mm×_____cm/mm，两侧对称，包膜完整，纵切面可见基底部突入膀胱腔达_____cm/mm，内腺呈球形增大，大小约_____cm/mm×_____cm/mm×_____cm/mm，外腺受压变薄，内回声不均匀，内可见多个强回声，较大者长约_____cm/mm，后方伴声影。CDFI：血流信号未见明显异常。

【超声提示】

前列腺轻度/中度/重度增生并钙化灶（参考值轻度增生20～25 g，中度增生25～50 g，重度增生＞50 g）。

12.前列腺癌

【超声描述】

经直肠前列腺大小约_____cm/mm×_____cm/mm×_____cm/mm，形态失常，包膜完整/中断，左右对称/不对称，内外腺分界清晰/不清晰，内部回声欠均匀，于右/左侧外腺区/内腺区可见_____cm/mm×_____cm/mm低回声，与周围组织分界不清，内部回声不均匀。CDFI：其内可见血流信号，Vmax _____cm/s。RI_____。

【超声提示】

前列腺实性占位性病变/弥漫性占位性病变（考虑癌）。

建议超声引导下穿刺活检或结合其他影像学检查。

13.精囊炎

【超声描述】

左侧精囊大小为_____cm/mm×_____cm/mm，右侧精囊大小约_____cm/mm×_____cm/mm，体积增大，囊壁增厚，模糊不清，实质回声不均匀，内可见点状高或强回声。CDFI：未探及异常血流信号/内部探及点状血流信号。

【超声提示】

双侧精囊炎性改变。

14.精囊囊肿

【超声描述】

左（右/双）侧精囊腺体积增大，内可见大小约 _____cm/mm×_____ cm/mm无回声，后方回声增强。

【超声提示】

左（右/双）侧精囊囊肿。

（七）肾上腺

1.正常肾上腺

【超声描述】

双侧肾上腺区未探及明显占位性病变。

【超声提示】

双侧肾上腺区未见明显异常 。

2.肾上腺髓样脂肪瘤

【超声描述】

左/右侧肾上腺区探及大小约 _____cm/mm×_____cm/mm高回声，边界清，形态规则，内回声均匀。CDFI：其内未见明显血流信号。

【超声提示】

左/右侧肾上腺区实性占位，多考虑髓样脂肪瘤。

3.肾上腺嗜铬细胞瘤

【超声描述】

左/右侧肾上腺区探及大小约 _____cm/mm×_____cm/mm低回声，边界清，呈圆形或椭圆形，边缘回声高而平滑，内回声分布均匀，可见无回声区。CDFI：其内见稀疏血流信号。

【超声提示】

左/右侧肾上腺区实性占位，多考虑嗜铬细胞瘤。

4.肾上腺神经母细胞瘤

【超声描述】

左/右侧肾上腺区探及大小约 ＿＿＿cm/mm×＿＿＿cm/mm 低回声，边界清，形态欠规则，内部回声杂乱，呈密集点状强回声结节，其间或有不规则小无回声区。CDFI：团块内部及周边可见丰富血流信号。

【超声提示】

左/右侧肾上腺区实性占位，多考虑神经母细胞瘤。

5.肾上腺皮质腺癌

【超声描述】

左/右侧肾上腺区探及大小约 ＿＿＿cm/mm×＿＿＿cm/mm 混合回声，边界清，形态不规则，内部回声杂乱，可见钙化样强回声。CDFI：团块内可见丰富血流信号。

【超声提示】

左/右侧肾上腺区实性占位，多考虑皮质腺癌。

6.肾上腺转移性癌

【超声描述】

左/右侧肾上腺区探及大小约 ＿＿＿cm/mm×＿＿＿cm/mm 低回声，边界清，外形规则，内部回声不均匀，内部探及不规则液性暗区，内透声差。CDFI：内部及周边探及丰富血流信号。

【超声提示】

左/右侧肾上腺区实性占位，结合病史，多考虑转移性癌。

7.肾上腺囊肿

【超声描述】

左/右侧肾上腺区探及大小约 ＿＿＿cm/mm×＿＿＿cm/mm 无回声区，边界清，壁薄，内透声好。CDFI：未见明显血流信号。

【超声提示】

左/右侧肾上腺区囊性占位，多考虑肾上腺囊肿。

（八）胃肠

1.小儿正常胃、十二指肠

【超声描述】

嘱患儿喂奶50 ml后扫查：胃贲门及幽门造影剂通过顺畅，胃壁各层次清楚，黏膜光滑连续，蠕动良好，未见明显幽门肥厚及梗阻征象，十二指肠球部、降部水平部充盈好，内部未见异常回声；颈段食管及腹段食管下段各层次清楚，未见明显肿块及溃疡灶，胸段食管因胸骨遮挡显示欠清。

【超声提示】

（小儿）胃、十二指肠超声未见明显异常。

2.先天性肥厚性幽门狭窄（新生儿）

【超声描述】

空腹检查所见幽门壁均匀性增厚，横断面呈"靶环征"，纵切面可见"宫颈管征"，幽门管长_____ cm/mm，直径_____ cm/mm，幽门肌层厚约_____ cm/mm，幽门管明显狭窄，近幽门部胃蠕动消失，其余处蠕动亢进，并可见"逆蠕动"征象，胃腔内大量液体潴留，排空明显延迟。

【超声提示】

（新生儿）先天性肥厚性幽门狭窄。

3.幽门梗阻

【超声描述】

空腹检查所见胃腔内大量液体潴留，排空明显延迟，幽门管不开放，经探头挤压后，可见少量液体通过，胃壁蠕动明显亢进（不完全梗阻时）/消失（完全梗阻时），并可见"逆蠕动"征象，胃壁结构未见异常。

【超声提示】

幽门梗阻。

4.胃潴留/急性胃扩张

【超声描述】

空腹检查可发现胃腔高度扩张，胃腔内存留大量胃内容物，胃壁松弛蠕动消失，胃排空明显延迟，胃幽门管开放困难。

【超声提示】

胃潴留/急性胃扩张。

5.胃、十二指肠超声未见异常

【超声描述】

嘱患者饮胃肠助显剂500 ml后扫查：胃贲门及幽门造影剂通过顺畅，胃腔内造影剂充盈良好，胃大小形态正常，胃壁各层次清楚，黏膜层光滑完整，动态观察，胃蠕动波良好，未见明显肿块及溃疡灶，十二指肠球部、降部、水平部充盈好，内部未见异常回声；颈段食管及腹段食管下段各层次清楚，未见明显肿块及溃疡灶，胸段食管因胸骨遮挡显示欠清。

【超声提示】

胃、十二指肠超声未见异常。

6.慢性非萎缩性胃炎/慢性萎缩性胃炎/胃蠕动功能不全

【超声描述】

嘱患者饮胃肠助显剂500 ml后扫查：胃贲门及幽门造影剂通过顺畅，胃腔内造影剂充盈良好，胃大小形态正常，胃壁各层次清楚，黏膜层稍增厚/明显变薄毛糙，动态观察，胃蠕动波良好/减少，未见明显肿块及溃疡灶，十二指肠球部、降部、水平部充盈好，内未见异常回声；颈段食管及腹段食管下段各层次清楚，未见明显肿块及溃疡灶，胸段食管因胸骨遮挡显示欠清。

【超声提示】

慢性非萎缩性胃炎/萎缩性胃炎/胃蠕动功能不全。

7.慢性糜烂性胃炎

【超声描述】

嘱患者饮胃肠助显剂500 ml后扫查：胃贲门及幽门造影剂通过顺畅，

胃腔内造影剂充盈良好，胃大小形态正常，胃壁各层次清楚，胃壁增厚、欠光滑，胃体大弯侧/胃角处黏膜层回声粗糙明显，可见点片状/斑片状强回声附着固定，动态观察，胃蠕动波良好/减少，未见明显肿块及溃疡灶，十二指肠球部、降部、水平部充盈好，内部未见异常回声；颈段食管及腹段食管下段各层次清楚，未见明显肿块及溃疡灶，胸段食管因胸骨遮挡显示欠清。

【超声提示】

慢性糜烂性胃炎。

8.急性胃炎

【超声描述】

嘱患者饮胃肠助显剂500 ml后扫查：胃贲门及幽门造影剂通过顺畅，胃腔内造影剂充盈良好，胃大小形态正常，于胃体/胃窦部见胃壁呈弥漫性、均匀性、对称性增厚，回声减低，层次清晰，胃体/窦腔相对变小，动态观察，胃壁蠕动减弱，未见明显肿块及溃疡灶，余胃壁及十二指肠球部、降部、水平部充盈好，内未见异常回声；颈段食管及腹段食管下段各层次清楚，未见明显肿块及溃疡灶，胸段食管因胸骨遮挡显示欠清。

【超声提示】

急性胃炎（建议治疗后复查）。

9.慢性肥厚性胃炎

【超声描述】

嘱患者饮胃肠助显剂500 ml后扫查：胃贲门及幽门造影剂通过顺畅，胃腔内造影剂充盈良好，胃大小形态正常，胃体/胃窦/大弯侧/小弯侧胃壁增厚，突入胃腔呈"指压"征，余胃壁各层次清楚，黏膜层稍/明显毛糙，动态观察，胃蠕动波良好，未见明显肿块及溃疡灶，十二指肠球部、降部、水平部充盈好，内未见异常回声；颈段食管及腹段食管下段各层次清楚，未见明显肿块及溃疡灶，胸段食管因胸骨遮挡显示欠清。

【超声提示】

慢性肥厚性胃炎。

10.食管裂孔疝（滑动型/食管旁型/混合型）

【超声描述】

嘱患者饮胃肠助显剂 500 ml 后扫查：动态观察，腹段食管及横膈食管裂孔增宽，助显剂于胃与食管间往返流动频繁，腹段食管反流束宽约_____cm/mm，膈上可见大小约 _____cm/mm×_____cm/mm 囊袋状结构，胃幽门造影剂通过顺畅，余胃壁各层次清楚，黏膜层稍/明显毛糙，动态观察，胃蠕动波良好/减少，未见明显肿块及溃疡灶，十二指肠球部、降部、水平部充盈好，内部未见异常回声；颈段食管及腹段食管下段各层次清楚，未见明显肿块及溃疡灶，胸段食管因胸骨遮挡显示欠清。

【超声提示】

食管裂孔疝（滑动型/食管旁型/混合型）。

11.贲门/胃底静脉曲张

【超声描述】

贲门/胃底部黏膜面不光滑，凹凸不平，胃壁间可见迂曲管状结构，较宽处内径约_____cm/mm，部分扭曲成团，向胃腔内突起。CDFI：内可见红蓝血流信号充填，PW 可测得低速静脉频谱。

【超声提示】

贲门/胃底静脉曲张。

12.贲门失弛缓症

【超声描述】

食管颈段明显扩张，食道扩张下端的贲门部管腔逐渐向心性变细，呈对称性狭窄，形如"鸟嘴"，管壁未见明显隆起样病变，动态观察食管的蠕动明显减弱，腹段食管壁未见明显局限性增厚。

【超声提示】

贲门失弛缓症。

13. 胃食管反流

【超声描述】

嘱患者饮胃肠助显剂 500 ml 后扫查：动态观察，贲门关闭欠佳，可见造影剂经贲门反流至食管下段，往复运动频繁，反流束宽约_____cm/mm。

【超声提示】

胃食管反流。

14. 胃十二指肠反流

【超声描述】

嘱患者饮胃肠助显剂 500 ml 后扫查：动态观察，可见造影剂经幽门孔反流至胃窦。

【超声提示】

胃十二指肠反流。

15. 胃下垂

【超声描述】

嘱患者饮胃肠助显剂 500 ml 后扫查：站立位/半卧位时，胃下缘角位于脐下约_____cm/mm。

【超声提示】

胃下垂。

16. 十二指肠球炎

【超声描述】

嘱患者饮胃肠助显剂 500 ml 后扫查：十二指肠球部充盈欠佳，球壁均匀性增厚，回声减低，造影剂通过迅速，可见"激惹征"。

【超声提示】

十二指肠球炎。

17. 十二指肠球部溃疡

【超声描述】

嘱患者饮胃肠助显剂 500 ml 后扫查：十二指肠球部变形，球前壁/后壁局限性增厚，回声减低，其黏膜面可见一大小约_____cm/mm×_____cm/mm 黏膜凹陷，表面见强回声斑固定附着。

【超声提示】

十二指肠球部溃疡。

18.十二指肠瘀滞症

【超声描述】

嘱患者饮胃肠助显剂 500 ml 后扫查：十二指肠球部、降部、水平部扩张膨大，较宽处内径约_____cm/mm，肠壁连续性完整，腹主动脉及肠系膜上动脉夹角变小，助显剂通过夹角处受限缓慢，其周围和腹腔后腹膜区未见明显肿块回声。

【超声提示】

十二指肠瘀滞症。

19.胃息肉

【超声描述】

嘱患者饮胃肠助显剂 500 ml 后扫查：于胃底/胃体/胃窦处可见自黏膜层向胃腔内隆起低/等回声，大小约_____cm/mm×_____cm/mm，表面光整，边界清晰，部分可见蒂相连，可随蠕动而移动，周围胃壁层次清晰完整。CDFI：可见自蒂部向病灶内延伸条状血流信号。

【超声提示】

胃底/胃体/胃窦处黏膜低回声/等回声肿块，多考虑胃息肉。

20.胃平滑肌瘤

【超声描述】

嘱患者饮胃肠助显剂 500 ml 后扫查：胃幽门窦区/胃小弯区/贲门区/胃底/胃体处胃壁肌壁间可探及大小约_____cm/mm×_____cm/mm 球形/椭圆形低回声，其内回声均匀，边界清楚，此处黏膜向上拱起，胃腔相应变窄。CDFI：其内可探及少量血流信号。

【超声提示】

胃幽门窦区/胃小弯区/贲门区/胃底/胃体处胃壁肌壁间低回声占位，多考虑胃平滑肌瘤。

21. 胃间质瘤（极低度/低度/中度/高度危险性）

【超声描述】

嘱患者饮胃肠助显剂 500 ml 后扫查：于胃底/胃体部可见大小约_____
cm/mm×_____cm/mm 低回声，表面胃黏膜光滑完整（肿物内出血、液化、
钙化及黏膜面溃疡较少见）/大小约_____cm/mm×_____cm/mm 不均匀低回
声，常可见出血（呈不规则片状低回声区）、液化及囊性变（呈不规则液
性腔）、钙化灶（呈不规则后方伴声影强回声斑/点）或伴黏膜面溃疡形成
（呈口小底大、表面附着强回声斑块的黏膜凹陷，部分溃疡深入瘤体中央
形成瘤体内假腔）。

【超声提示】

胃底/体部黏膜下低回声占位，多考虑胃间质瘤（极低度/低度/中度/高
度危险性）。

22. 胃淋巴瘤

【超声描述】

嘱患者饮胃肠助显剂 500 ml 后扫查：胃体/胃窦胃壁局部不规则增厚，
回声极低，胃壁明显增厚或形成大的肿块，大小约_____cm/mm×_____
cm/mm，肿块质地较柔软，探头加压易变形，胃壁层次不清晰（黏膜面局
部连续性中断，可见溃疡凹陷，侵犯胃壁全层），该处未见/可见管腔狭窄。

【超声提示】

胃体/胃窦胃壁低回声占位（伴溃疡形成），多考虑胃淋巴瘤。

23. 胃异位胰腺

【超声描述】

嘱患者饮胃肠助显剂 500 ml 后扫查：胃窦/胃体小弯侧/胃体大弯侧/食
管胃交界处可见一大小约_____cm/mm×_____cm/mm 圆盘状/球状/低回声/囊
实性结节，来源于黏膜下层/固有肌层，结节内可见网格/点状/线状强回
声，呈"脐样征"/"线样征"，其胃腔面可见强—低—强三层回声。

【超声提示】

胃窦/胃体小弯侧/胃体大弯侧/食管胃交界处异常回声，多考虑胃异位

胰腺。

24. 胃黏膜脱垂

【超声描述】

嘱患者饮胃肠助显剂 500 ml 后扫查：胃窦部黏膜明显增粗肥厚，形成粗大黏膜皱襞突向胃腔，胃壁层次清晰，粗大的黏膜皱襞可随胃蠕动经幽门管进入十二指肠，后随胃蠕动的解除而回纳至胃窦内，回复到胃窦部，幽门管内径常增宽。

【超声提示】

胃黏膜脱垂。

25. 胃石症

【超声描述】

嘱患者饮胃肠助显剂 500 ml 后扫查：胃腔充盈良好，胃大小形态正常，胃腔内可见一大小约＿＿＿cm/mm 弧形强回声，后方伴宽声影，漂浮于助显剂中，随体位移动，胃壁回声层次清晰，黏膜光滑完整。

【超声提示】

胃石症。

26. 胃脂肪瘤

【超声描述】

嘱患者饮胃肠助显剂 500 ml 后扫查：胃窦小弯侧黏膜下层/偏强回声，呈"椭圆形"，边界清晰，其长轴与胃壁平行，内部回声欠均匀，内部见条带状强回声及小片状低回声相间。CDFI：其内未见血流信号。

【超声提示】

胃窦小弯侧黏膜下层等/偏强回声占位，多考虑胃脂肪瘤。

27. 胃角溃疡

【超声描述】

嘱患者饮胃肠助显剂 500 ml 后扫查：于胃角处见胃壁局限性、对称性增厚，范围约＿＿＿cm/mm×＿＿＿cm/mm，黏膜面连续性中断，可见一大小约＿＿＿cm/mm×＿＿＿cm/mm 黏膜凹陷，其内见强回声斑固定附着，局部胃蠕动减弱，余胃壁各层次清楚，黏膜层光滑完整，动态观察，胃蠕动波良好，未见明显肿块及溃疡灶，十二指肠球部、降部、水平部充盈好，内部未见异常回声；颈段食管及腹段食管下段各层次清楚，未见明显肿块及溃疡灶，胸段食管因胸骨遮挡显示欠清。

【超声提示】

胃角溃疡（活动期），建议治疗后复查。

28.胃贲门癌

【超声描述】

嘱患者饮胃肠助显剂500 ml后扫查：可见胃贲门部体积明显增大、形态失常，大小约＿＿＿cm/mm×＿＿＿cm/mm，呈"假肾征"，管壁层次不清，管腔明显变窄，助显剂通过缓慢或受阻，胃贲门及相邻胃底、相邻胃体小弯侧胃壁不均匀性增厚，回声减弱，层次不清，蠕动僵硬，上下范围约＿＿＿cm/mm×＿＿＿cm/mm，贲门管腔狭窄，黏膜面中断，可见一大小约＿＿＿cm/mm×＿＿＿cm/mm黏膜凹陷。

【超声提示】

胃贲门部低回声占位伴贲门狭窄，多考虑胃贲门癌。

29.贲门胃底癌

【超声描述】

嘱患者饮胃肠助显剂500 ml后扫查：胃贲门造影剂通过受限，贲门壁及相邻胃底胃壁不规则增厚，回声减低僵硬，大弯侧累计长度约＿＿＿cm/mm，小弯侧累计长度约＿＿＿cm/mm，胃壁厚约＿＿＿cm/mm，胃形态失常，胃腔狭窄内径约＿＿＿cm/mm，余胃壁各层次清楚，黏膜层稍显/明显毛糙，动态观察，胃蠕动波良好/减少，未见明显肿块及溃疡灶，十二指肠球部、降部、水平部充盈好，内未见异常回声；颈段食管及腹段食管下段各层次清楚，未见明显肿块及溃疡灶，胸段食管因胸骨遮挡显示欠清。

【超声提示】

贲门胃底部低回声占位，多考虑贲门胃底癌。

30.皮革胃

【超声描述】

嘱患者饮胃肠助显剂 500 ml 后扫查：胃体胃壁弥漫性不均匀增厚，蠕动僵硬，层次消失，胃腔狭窄，可见"假肾征"或"面包圈征"，黏膜面可见凹陷中断，可见强回声斑固定附着。

【超声提示】

皮革胃。

31.胃窦浸润型胃癌伴胃周淋巴结转移性增大

【超声描述】

嘱患者饮胃肠助显剂 500 ml 后扫查：胃窦部胃壁不规则增厚，较厚处厚约＿＿＿＿cm/mm，范围约＿＿＿＿cm/mm×＿＿＿＿cm/mm，以小弯侧后壁明显，其层次紊乱不清，回声明显减低，蠕动僵硬，黏膜破溃，见大小约＿＿＿＿cm/mm×＿＿＿＿cm/mm 黏膜凹陷，呈火山口状，表面有多个强回声斑附着，浆膜层中段，与周围组织粘连浸润，后腹膜区未见明显肿大淋巴结回声/胃周可见多个淋巴结回声，较大者大小约＿＿＿＿cm/mm×＿＿＿＿cm/mm，皮髓界限不清，淋巴门消失。

【超声提示】

胃窦浸润型癌伴胃周淋巴结转移性增大。

32.胃角胃癌

【超声描述】

嘱患者饮胃肠助显剂 500 ml 后扫查：胃贲门及幽门造影剂通过顺畅，胃腔内造影剂充盈良好，可见胃角小弯侧胃壁局限性增厚，回声减低，较厚处厚约＿＿＿＿cm/mm，范围约＿＿＿＿cm/mm，其层次不清，回声减低，蠕动僵硬，黏膜层破溃中断，见大小约＿＿＿＿cm/mm×＿＿＿＿cm/mm 黏膜凹陷，呈"火山口"状，病灶浸润突破黏膜下层/固有肌层/浆膜层破溃中断，与周围组织粘连，余胃壁各层次清楚，动态观察，胃蠕动波良好/减少，未见明显肿块及溃疡灶，十二指肠球部、降部、水平部充盈好，内部未见异常回声；颈段食管及腹段食管下段各层次清楚，未见明显肿块及溃疡灶，胸段食管因胸骨遮挡显示欠清。

【超声提示】

胃角癌。

33.胃溃疡型胃癌伴胃周围淋巴结转移性增大

【超声描述】

嘱患者饮胃肠助显剂500 ml后扫查：胃幽门窦区/胃小弯区/贲门区/胃底/胃体处可见_____cm/mm凹陷声像，形态不规则，底部不平，胃壁黏膜面消失，局部增厚约_____cm/mm，凹陷边缘皱襞隆起，"火山口"征明显，周围不规则增厚胃壁范围较大，病变部位蠕动消失。CDFI：示其内呈低阻血流信号；胃周可见数个淋巴结回声，较大者大小约_____cm/mm×_____cm/mm，皮髓界限不清，淋巴门消失。

【超声提示】

胃溃疡型癌伴胃周围淋巴结转移性增大。

34.胃大部切除术后，吻合口通畅，残胃炎/吻合口炎

【超声描述】

嘱患者饮胃肠造影剂400 ml后动态扫查：胃大部切除术后，残胃服助显剂充盈后扫查贲门部/幽门部造影剂通过顺畅，残余胃壁各层次清楚，黏膜层稍/明显毛糙，胃腔内未见明显肿块及溃疡灶/吻合口通畅，关闭欠佳，内部可见助显剂往返频繁，吻合口壁可见局限性增厚，较厚处厚约_____cm/mm，累及范围约_____cm/mm。

【超声提示】

胃大部切除术后，吻合口通畅，残胃炎/吻合口炎。

35.胃/十二指肠穿孔

【超声描述】

胃窦/十二指肠球部前（后）壁可见局限性增厚，可探及大小约_____cm/mm×_____cm/mm黏膜凹陷声像达浆膜层，呈"奶嘴状"，探头加压可见胃内容物溢出，胃肠蠕动明显减弱；腹腔内另可见游离气体强回声，并于肝肾间隙/脾肾间隙/盆腔探及液性暗区，透声差，较深处深约_____

cm/mm。

【超声提示】

胃/十二指肠穿孔并腹腔积液。

36. 小肠超声造影未见明显异常

【超声描述】

小肠经造影剂充盈后扫查：各段小肠肠壁层次清晰，形态正常，未见明显肿块及肠腔狭窄。

【超声提示】

小肠超声造影未见明显异常。

37. 腹型过敏性紫癜小肠改变

【超声描述】

回肠/空肠肠壁呈节段性均匀性增厚，层次清晰，增厚的肠壁以黏膜及黏膜下层为主，横切呈"面包圈征"；增厚肠壁具有易变性，出现快、消失快，或在不同时间段病变部位不一致；肠腔可因肠壁增厚而轻度狭窄，肠间常有游离积液；腹腔可见增大淋巴结声像图。CDFI：增厚肠壁上可见丰富血流信号，呈环状。

【超声提示】

小肠声像图所见，多考虑腹型过敏性紫癜小肠改变。

38. 克罗恩病

【超声描述】

肠壁节段性不规则增厚，以黏膜水肿增厚显著，层次消失，肠壁僵硬，肠腔狭窄，肠周脂肪炎性包裹/肠周脓肿/肠周瘘管。CDFI：增厚肠壁可见丰富血流信号。

【超声提示】

小肠声像图所见，多考虑克罗恩病。

39. 大肠超声造影未见明显异常

【超声描述】

大肠经造影剂充盈后扫查：直肠至盲肠肠壁层次清晰，形态分布走行正常，回盲瓣通畅，未见明显肿块及肠腔狭窄。

【超声提示】

大肠超声造影未见明显异常。

40.结肠炎

【超声描述】

大肠经造影剂充盈后扫查：直肠至盲肠肠壁层次清晰，形态分布走行正常，升/横/降结肠表面毛糙，皱襞水肿，余肠壁各层次清楚，黏膜光滑连续，蠕动良好，回盲瓣通畅，未见明显肿块及肠腔狭窄。

【超声提示】

升/横/降结肠炎性改变。

41.结肠癌（侵及浆膜层）

【超声描述】

大肠经超声助显剂灌肠充盈后扫查：见乙状/升/横/降结肠肠壁局限性不规则增厚，较厚处厚约＿＿＿cm/mm，范围约＿＿＿cm/mm×＿＿＿cm/mm，其回声减低，层次紊乱不清，其黏膜面破溃，见大小约＿＿＿cm/mm×＿＿＿cm/mm黏膜凹陷，呈"火山口"状，表面见强回声斑块附着，其浆膜连续/不连续/周围组织粘连浸润，以后壁改变明显，该处肠腔变窄，肠壁蠕动僵硬，助显剂通过呈充盈缺损，余肠壁层次清晰，形态分布走行正常，回盲瓣通畅，未见明显肿块及肠腔狭窄；周围肠系膜处可见数个低回声结节，较大者大小约＿＿＿cm/mm×＿＿＿cm/mm。

【超声提示】

乙状/升/横/降结肠壁局限性增厚伴肠腔狭窄，多考虑结肠癌（侵及浆膜层）。

42.结肠息肉

【超声描述】

大肠经超声助显剂灌肠充盈后扫查：于升/横/降/乙状结肠肠壁上见一大小约＿＿＿cm/mm×＿＿＿cm/mm低回声实质性肿块向肠腔内突起，有窄蒂和肠壁相连，内回声尚均匀，黏膜表面光整，活动度佳，余肠壁层次清晰，形态分布走行正常，回盲瓣通畅，未见明显肿块及肠腔狭窄。

【超声提示】

升/横/降/乙状结肠低回声小肿块，多考虑结肠息肉。

43.结肠腺瘤性息肉（部分癌变可疑，建议活检）

【超声描述】

大肠经超声助显剂灌肠充盈后扫查：于直肠/横结肠/降结肠肠壁上见一大小约_____cm/mm×_____cm/mm 低回声实质性肿块向肠腔内突起，呈"蕈伞状"/"蘑菇状"，有蒂和肠壁相连，内回声不均匀，黏膜表面欠光整，活动度佳。CDFI：内部血流信号丰富，呈"树枝状"分布，PW可测得动脉频谱，RI_____；余肠壁层次清晰，形态分布走行正常，回盲瓣通畅，未见明显肿块及肠腔狭窄。

【超声提示】

结肠腺瘤性息肉（部分癌变可疑，建议活检）。

44.回盲部癌

【超声描述】

大肠经超声助显剂灌肠充盈后扫查：于回盲部见一大小约_____cm/mm×_____cm/mm 低回声实质性肿块，内部回声尚均匀/不均匀，肠腔狭窄。CDFI：其内血流信号丰富。

【超声提示】

回盲部低回声占位，多考虑回盲部癌。

45.直肠癌

【超声描述】

大肠经超声助显剂灌肠充盈后扫查：于直肠中下段/上段可见一大小约_____cm/mm×_____cm/mm 低回声实质性肿块，环周生长，占肠腔_____/_____，肠腔狭窄。CDFI：其内血流信号丰富，PW可测得动脉频谱，RI_____；直肠下段齿状线旁，距肛门约_____cm/mm 处，直肠壁局限性增厚，上下范围约_____cm/mm，较厚处厚约_____cm/mm，局部黏膜可见凹陷，表面附着强回声斑，直肠壁僵硬，层次结构不清，肿瘤侵犯直肠系膜与固有肌层垂直距离约_____cm/mm，直肠管腔未见明显狭窄；直肠周围未见明显增大淋巴结回声；余肠壁层次清晰，形态分布走行正常，回盲瓣通畅，未见明显肿块及肠腔狭窄。

【超声提示】

直肠低回声占位/直肠肠壁局限性增厚伴溃疡形成，多考虑直肠癌。

46.直肠腺瘤

【超声描述】

大肠经超声助显剂灌肠充盈后扫查：紧邻齿状线（距肛门约_____cm/mm）可探及一隆起样大小约_____cm/mm×_____cm/mm低回声实质性肿块，突向肠腔内，边界清，活动度好，基底部距齿状线约_____cm/mm，基底部外膜光整。CDFI：其内可探及"树枝样"血流信号；肠周未探及增大淋巴结回声。

【超声提示】

直肠低回声占位，多考虑直肠腺瘤。

47.肛瘘

【超声描述】

经肛门灌入助显剂 200 ml 后扫查：经直肠双平面探头扫查于左/右侧臀部皮肤破口探查可见一管道状低回声，长约_____cm/mm，宽约_____cm/mm，（_____点钟方向）与肛管相通，该处距肛周皮肤约_____cm/mm；瘘管走行于括约肌间隙/瘘管跨过内外括约肌。

【超声提示】

肛瘘形成（经括约肌/括约肌间隙型）。

48.肛周脓肿

【超声描述】

经肛门灌入助显剂 200 ml 后扫查：于肛管/括约肌间隙/坐骨直肠间隙/骨盆直肠间隙可探及范围约_____cm/mm×_____cm/mm低回声区，距体表约_____cm/mm，边界清，形态不规则，其内透声差，挤压探头可见细密点状低回声流动（内部液化良好）。CDFI：其周围可探及少量血流信号。

【超声提示】

肛周脓肿形成（黏膜下型/括约肌间隙型/坐骨直肠间隙型/骨盆直肠间隙型）。

49.肠脂垂炎

【超声描述】

左下腹压痛点肠旁可见不可压缩高回声包块，呈圆形或椭圆形，边界清晰，近肠壁处可见低回声包绕。CDFI：其内未探及明显血流信号。

【超声提示】

左下腹异常回声，多考虑肠脂垂炎。

50.网膜梗死

【超声描述】

右下腹压痛处腹壁与结肠间可见不可压缩高回声包块，呈扁圆形/卵圆形/不规则形，位置固定，内回声均匀/内可见裂隙状、不规则无回声区，范围约＿＿＿cm/mm×＿＿＿cm/mm。CDFI：其内未探及明显血流信号/血流信号稀疏。

【超声提示】

右下腹异常回声，多考虑网膜梗死。

51.结肠憩室并憩室炎

【超声描述】

结肠壁外可见大小约＿＿＿cm/mm×＿＿＿cm/mm囊袋状结构，肠壁与憩室壁连续，憩室壁增厚，周围脂肪组织回声增高，腔内可见粪石强回声。

【超声提示】

结肠憩室并憩室炎。

二　心脏超声

（一）经胸超声心动图检查

1.正常模板

常规测量：主动脉瓣环内径＿＿＿mm；主动脉窦部内径＿＿＿mm；升主动脉内径＿＿＿mm；左房前后径＿＿＿mm；右房横径＿＿＿mm。

左室舒张末期前后径＿＿＿mm；左室收缩末期前后径＿＿＿mm；右室基底部横径＿＿＿mm；右室流出道＿＿＿mm；主肺动脉内径＿＿＿mm；左肺动脉内径＿＿＿mm；右肺动脉内径＿＿＿mm；室间隔：厚度＿＿＿mm、搏幅＿＿＿mm；左室后壁：厚度＿＿＿mm、搏幅＿＿＿mm。

瓣口血流速度：二尖瓣 E 峰＿＿＿cm/s、A 峰＿＿＿cm/s；三尖瓣＿＿＿cm/s；主动脉瓣＿＿＿cm/s；肺动脉瓣＿＿＿cm/s。

左室收缩功能指标：EDV＿＿＿ml、ESV＿＿＿ml、SV＿＿＿ml、CO＿＿＿L/min、CI＿＿＿L/（min·㎡）、EF＿＿＿%、FS＿＿＿%。

附加测量：左室舒张功能指标 E 峰＞（＜）50 cm/s、E/A＝＿＿＿、瓣环 e′（间隔 e′＿＿＿cm/s，侧壁 e′＿＿＿cm/s）、平均 E/e′＝＿＿＿、左房最大容积指数（LAVI）＿＿＿ml/㎡、TR 峰值流速＿＿＿cm/s；肺动脉压力测定（收缩压）＿＿＿mmHg。

二维及 M 型检查：各房室腔大小正常，主动脉及肺动脉内径正常，室间隔及左、右室壁厚度正常，运动协调一致，收缩幅度正常。房、室间隔连续完整。各瓣膜形态、结构及启闭运动未见异常/二、三尖瓣及主动脉瓣形态结构正常，开放正常，闭合欠佳/不良/不拢。心包腔未见异常。

多普勒检查：心内各部未探及明显异常血流信号。主动脉瓣下舒张期探及少/中/大量反流信号；二尖瓣上收缩期探及少/中/大量反流信号；三尖瓣上收缩期探及少/中/大量反流信号。

【超声提示】

心内结构未见异常。

左室功能正常。

肺动脉压正常/肺动脉压增高（轻/中/重度）。

心内各部彩色血流未见异常/主动脉瓣反流（轻/中/重度）、二尖瓣反流（轻/中/重度）、三尖瓣反流（轻/中/重度）。

2.先天性心脏病

（1）室间隔缺损

超声测量：见常规测量。

二维及M型检查：左心增大，右心大小正常范围，主动脉及肺动脉内径正常，室间隔及左、右室壁厚度正常，运动协调一致，运动幅度正常。室间隔膜部/膜周部/三尖瓣隔瓣下/肺动脉瓣下/肌部/嵴内/嵴下至三尖瓣隔瓣较大范围连续中断，大小约_____ mm×_____mm，断端距三尖瓣隔瓣_____mm，距主动脉瓣右冠瓣_____mm；房间隔连续完整。二、三尖瓣及主动脉瓣形态结构正常，开放正常，闭合欠佳/不良/不拢。心包腔未见异常。

多普勒检查：收缩期室水平探及左向右高速分流信号，分流速度约_____cm/s，跨隔压差约_____mmHg/室水平探及双向分流信号（收缩早期左向右分流，分流速度约_____cm/s，分流时间约_____ms，收缩中晚期右向左分流，分流速度约_____cm/s，分流时间约_____ms）。

主动脉瓣下舒张期探及少/中/大量反流信号；二尖瓣上收缩期探及少/中/大量反流信号；三尖瓣上收缩期探及少/中/大量反流信号。

【超声提示】

先天性心脏病：

室间隔缺损（膜部/膜周部/三尖瓣隔瓣下/肺动脉瓣下/肌部/嵴内/嵴下型）。

室水平左向右/双向/右向左分流。

左心增大。

左室功能正常。

肺动脉压正常/肺动脉压增高（轻/中/重度）。

主动脉瓣反流（轻/中/重度）、二尖瓣反流（轻/中/重度）、三尖瓣反流（轻/中/重度）。

（2）房间隔缺损

超声测量：见常规测量。

附加测量：房间隔伸展径_____mm；三尖瓣瓣环径_____mm。

右室收缩功能指标：TAPSE_____mm、FAC_____%、S′_____cm/s、RIMP（TDI）_____。

二维及M型检查：右心增大，左心大小正常范围，主动脉及肺动脉内径正常，室间隔及左、右室壁厚度正常，运动协调一致，运动幅度正常。房间隔中部/上部近上腔静脉入口处/下部近下腔静脉入口处连续中断，大小约（长轴_____mm，短轴_____mm）。断端距二尖瓣环约_____mm，距右上肺静脉入口处约_____mm，距下腔静脉入口处约_____mm，距上腔静脉入口处约_____mm，距主动脉瓣环约_____mm。室间隔连续完整。二、三尖瓣及主动脉瓣形态结构正常，开放正常，闭合欠佳/不良/不拢。心包腔未见异常。

多普勒检查：房水平探及左向右/双向/右向左分流信号；主动脉瓣下舒张期探及少/中/大量反流信号；二尖瓣上收缩期探及少/中/大量反流信号；三尖瓣上收缩期探及少/中/大量反流信号。

【超声提示】

先天性心脏病：

Ⅱ孔型房间隔缺损（中央型/上腔型/下腔型）。

房水平左向右/双向/右向左分流。

右心增大。

右室收缩功能正常/减低。

左室功能正常。

肺动脉压正常/肺动脉压增高（轻/中/重度）。

主动脉瓣反流（轻/中/重度）、二尖瓣反流（轻/中/重度）、三尖瓣反流（轻/中/重度）。

（3）动脉导管未闭

超声测量：见常规测量。

二维及M型检查：左心增大，右心大小正常范围，主动脉及肺动脉内径正常，室间隔及左、右室壁厚度正常，运动协调一致，运动幅度正常。房、室间隔连续完整。二、三尖瓣及主动脉瓣形态结构正常，开放正常，闭合欠佳/不良/不拢。降主动脉与左肺动脉之间探及管状结构相通，内径约_____mm（肺动脉端内径约_____mm/主动脉端内径约_____mm），长约_____mm。心包腔未见异常。

多普勒检查：大动脉水平探及左向右连续高速分流信号，分流速度约_____cm/s，分流压差约_____mmHg/大动脉水平双向分流（收缩早期左向右分流，分流速度约_____cm/s，分流时间约_____ms，收缩中晚期右向左分流，分流速度约_____cm/s，分流时间约_____ms）。

主动脉瓣下舒张期探及少/中/大量反流信号；二尖瓣上收缩期探及少/中/大量反流信号；三尖瓣上收缩期探及少/中/大量反流信号。

【超声提示】

先天性心脏病：

动脉导管未闭（管型/窗型/漏斗型/哑铃型/动脉瘤型）。

大动脉水平左向右/双向/右向左分流。

左心增大。

左室功能正常。

肺动脉压正常/肺动脉压增高（轻/中/重度）。

主动脉瓣反流（轻/中/重度）、二尖瓣反流（轻/中/重度）、三尖瓣反流（轻/中/重度）。

（4）法洛氏四联症

超声测量：见常规测量。

附加测量：左肺动脉内径_____mm；右肺动脉内径_____mm；右室壁厚度_____mm；主动脉穿膈肌裂孔处内径_____mm。

EDVI_____ml/m^2；McGoon_____；Nakata指数_____mm^2/m^2。

二维及M型检查：心房正位，心室右袢，右心增大，左心大小正常范围，主动脉位于右后，内径增宽右移，骑跨于室间隔之上，骑跨率（前后_____%、左右_____%），肺动脉位于左前，与右心室连接，右室流出道/主肺动脉内径小于正常；室间隔嵴下较大范围连续中断，大小约_____mm；房间隔连续完整。肺动脉瓣增厚，回声增强，开放受限，闭合欠佳/不良/

不拢，二、三尖瓣及主动脉瓣形态结构正常，开放正常，闭合欠佳/不良/不拢。右室壁增厚，左室壁厚度及运动幅度正常。心包腔未见异常。主动脉弓位置正常，内径正常。

多普勒检查：室水平双向分流（左向右分流速度＿＿＿cm/s，分流持续时间＿＿＿ms；右向左分流速度＿＿＿cm/s，分流持续时间＿＿＿ms）。

右室流出道/肺动脉瓣上血流速度增快，流速＿＿＿cm/s，跨瓣压差＿＿＿mmHg。主动脉瓣下舒张期探及少/中/大量反流信号；二尖瓣上收缩期探及少/中/大量反流信号；三尖瓣上收缩期探及少/中/大量反流信号。

【超声提示】

法洛氏四联症：

室间隔缺损（膜部型/嵴下型）。

右室流出道/肺动脉瓣狭窄（轻/中/重度）。

肺动脉瓣关闭不全（轻/中/重度）。

主动脉骑跨。

右心增大。

右室壁增厚。

左室功能正常。

主动脉瓣反流（轻/中/重度）、二尖瓣反流（轻/中/重度）、三尖瓣反流（轻/中/重度）。

（5）法洛氏三联症

超声测量：见常规测量。

附加测量：右室壁厚度＿＿＿mm；房间隔伸展径＿＿＿mm。

二维及M型检查：右心增大，左心大小正常范围，主动脉内径正常，右室流出道/主肺动脉内径小于正常；右室壁增厚，左室壁厚度及运动幅度正常。房间隔中部/上部近上腔静脉入口处/下部近下腔静脉入口处连续中断，大小约（长轴＿＿＿mm，短轴＿＿＿mm），断端距二尖瓣环约＿＿＿mm，距右上肺静脉入口处约＿＿＿mm，距下腔静脉入口处约＿＿＿mm，距上腔静脉入口处约＿＿＿mm；断端距主动脉瓣环约＿＿＿mm。室间隔连续完整。二、三尖瓣及主动脉瓣形态结构正常，开放正常，闭合欠佳/不良/不拢。心包腔未见异常。

多普勒检查：**房水平探及左向右/双向/右向左分流信号**；右室流出道

及肺动脉瓣上血流速度增快，流速＿＿＿cm/s，跨瓣压差＿＿＿mmHg；主动脉瓣下舒张期探及少/中/大量反流信号；二尖瓣上收缩期探及少/中/大量反流信号；三尖瓣上收缩期探及少/中/大量反流信号。

【超声提示】

法洛氏三联症：

Ⅱ孔型房间隔缺损（中央型/上腔型/下腔型）。

房水平左向右/双向/右向左分流。

右室流出道/肺动脉瓣狭窄（轻/中/重度）；肺动脉瓣关闭不全（轻/中/重度）。

右心增大。

右室壁增厚。

左室功能正常。

肺动脉压正常/肺动脉压增高（轻/中/重度）。

主动脉瓣反流（轻/中/重度）、二尖瓣反流（轻/中/重度）、三尖瓣反流（轻/中/重度）。

（6）法洛氏五联症

超声测量：见常规测量。

附加测量：右室壁厚度＿＿＿mm；房间隔伸展径＿＿＿mm；主动脉穿膈肌裂孔处内径＿＿＿mm。

左肺动脉内径＿＿＿mm；右肺动脉内径＿＿＿mm。

EDVI＿＿＿ml/m²；McGoon＿＿＿；Nakata指数＿＿＿mm²/m²。

二维及M型检查：心房正位，心室右袢，右心增大，左心大小正常范围，主动脉位于右后，内径增宽右移，骑跨于室间隔之上，骑跨率（前后＿＿＿%、左右＿＿＿%），肺动脉位于左前，与右心室连接，右室流出道/主肺动脉内径小于正常；室间隔嵴下较大范围连续中断，大小约＿＿＿mm；房间隔中部/上部近上腔静脉入口处/下部近下腔静脉入口处连续中断，大小约（长轴＿＿＿mm，短轴＿＿＿mm）。肺动脉瓣增厚，回声增强，开放受限，闭合欠佳/不良/不拢，二、三尖瓣及主动脉瓣形态结构正常，开放正常，闭合欠佳/不良/不拢。右室壁增厚，左室壁厚度及运动幅度正常。心包腔未见异常。主动脉弓位置正常，内径正常。

多普勒检查：室水平双向分流（左向右分流速度＿＿＿cm/s，分流持续时间＿＿＿ms；右向左分流速度＿＿＿cm/s，分流持续时间＿＿＿ms）。

房水平探及左向右/双向/右向左分流信号；右室流出道/肺动脉瓣上血流速度增快，流速＿＿＿cm/s，跨瓣压差＿＿＿mmHg；主动脉瓣下舒张期探及少/中/大量反流信号；二尖瓣上收缩期探及少/中/大量反流信号；三尖瓣上收缩期探及少/中/大量反流信号。

【超声提示】

法洛氏五联症：

室间隔缺损（膜部型/嵴下型）。

Ⅱ孔型房间隔缺损（中央型/上腔型/下腔型）。

右室流出道/肺动脉瓣狭窄（轻/中/重度）。肺动脉瓣关闭不全（轻/中/重度）。

主动脉骑跨。

右心增大。

右室壁增厚。

左室功能正常。

主动脉瓣反流（轻/中/重度）、二尖瓣反流（轻/中/重度）、三尖瓣反流（轻/中/重度）。

（7）主动脉–肺动脉间隔缺损

超声测量：见常规测量。

二维及M型检查：各房室腔大小正常，主动脉近端与肺动脉间/主动脉远端与肺动脉间/主动脉与肺动脉间隔完全连续中断/主动脉与肺动脉间隔两处连续中断，大小约＿＿＿mm；主动脉及肺动脉内径正常，室间隔及左、右室壁厚度正常，运动协调一致，收缩幅度正常。房、室间隔连续完整。二、三尖瓣及主动脉瓣形态结构正常，开放正常，闭合欠佳/不良/不拢。心包腔未见异常。

多普勒检查：主动脉与肺动脉间探及连续性分流，分流速度约＿＿＿cm/s，压差＿＿＿mmHg；主动脉瓣下舒张期探及少/中/大量反流信号；二尖瓣上收缩期探及少/中/大量反流信号；三尖瓣上收缩期探及少/中/大量反流信号。

【超声提示】

主动脉–肺动脉间隔缺损（Ⅰ型/Ⅱ型/Ⅲ型/Ⅳ型）。

主动脉与肺动脉间连续性分流。

左室功能正常。

肺动脉压正常/肺动脉压增高（轻/中/重度）。

主动脉瓣反流（轻/中/重度）、二尖瓣反流（轻/中/重度）、三尖瓣反流（轻/中/重度）。

（8）心内膜垫缺损

超声测量：见常规测量。

二维及M型检查：心房正位，心室右袢，主动脉位于右后，与左心室连接，肺动脉位于左前，与右心室连接。全心增大/右心增大，左心大小正常范围。主动脉及肺动脉内径正常。心内"十字交叉"结构消失，室间隔上部连续中断，大小约____mm，房间隔下部原发孔处连续中断，大小约____mm。/室间隔连续完整，房间隔下部原发孔处连续中断，大小约____mm。二尖瓣前叶与三尖瓣隔叶位于同一水平，形成共瓣，腱索连于室间隔断端之上/腱索经室间隔缺损连于室间隔右室面的异常乳头肌/腱索无附着点，瓣膜呈漂浮样。共瓣厚度及回声正常，瓣体可见宽约____mm的裂隙，瓣膜开放正常，闭合欠佳/不良/不拢，余瓣膜形态结构及启闭运动正常/二、三尖瓣及主动脉瓣形态结构及启闭运动正常。室间隔及左、右室壁厚度正常，室壁运动协调一致，运动幅度正常。心包腔未见异常。

多普勒检查：房、室水平探及双向分流信号/房水平探及左向右分流信号；共瓣/二尖瓣/三尖瓣探及过瓣血流信号。

共瓣上收缩期探及（少/中/大量）反流信号/二尖瓣上收缩期探及（少/中/大量）反流信号；三尖瓣上收缩期探及（少/中/大量）反流信号。主动脉瓣下舒张期探及（少/中/大量）反流信号。

【超声提示】

先天性心脏病：

完全型心内膜垫缺损（A/B/C型）/部分型心内膜垫缺损。

房、室水平双向分流/房水平左向右分流。

共瓣/二尖瓣/三尖瓣瓣裂。

全心/右心增大。

左室功能正常。

肺动脉压正常/肺动脉压增高（轻/中/重度）。

共瓣反流（轻/中/重度）/二尖瓣反流（轻/中/重度）、三尖瓣反流（轻/中/重度）、主动脉瓣反流（轻/中/重度）。

（9）冠状动脉异常起源

超声测量：见常规测量。

二维及M型检查：左冠状动脉主干/左前降支/左回旋支起源于肺动脉，右冠状动脉起源于右冠窦。右冠状动脉起源于肺动脉右后窦/左后窦，左冠状动脉起源于左冠窦。左、右冠状动脉均起源于右冠窦/左、右冠状脉均起源于左冠窦/左冠状动脉起源于左冠窦，右冠状动脉起源于无冠窦。左室增大，余房室腔大小正常。主动脉及肺动脉内径正常。室间隔及左、右室壁厚度正常，运动协调一致，运动幅度正常。房、室间隔连续完整。各瓣膜形态结构及启闭运动未见异常/二、三尖瓣及主动脉瓣形态结构正常，开放正常，闭合欠佳/不良/不拢。心包腔未见异常。

多普勒检查：肺动脉内可见异常血流束汇入。主动脉瓣下舒张期探及少/中/大量反流信号；二尖瓣上收缩期探及少/中/大量反流信号；三尖瓣上收缩期探及少/中/大量反流信号。

【超声提示】

左（右）冠状动脉异常起源于肺动脉/左冠状动脉畸形起源于右冠窦/右冠状动脉畸形起源于左冠窦/无冠窦。

左室增大。

左室功能正常。

肺动脉压正常/肺动脉压增高（轻/中/重度）。

心内各部彩色血流未见异常/主动脉瓣反流（轻/中/重度）、二尖瓣反流（轻/中/重度）、三尖瓣反流（轻/中/重度）。

（10）肺静脉异位引流

超声测量：见常规测量。

二维及M型检查：各房室腔大小正常范围/右心扩大，左心相对狭小。主动脉及肺动脉内径正常/肺动脉内径增宽，主动脉内径正常。右上肺静脉开口于右房顶部/未探及肺静脉与左房连接，肺静脉于左房后方形成共干，开口于冠状静脉窦，引流入右心房/肺静脉于左房后方形成共干，直接开口于右心房/未探及肺静脉与左房连接，肺静脉于左房后上方形成共干，连接垂直静脉、无名静脉，汇入上腔静脉/肺静脉于左房后上方形成共干，直接汇入上腔静脉近心段/未探及肺静脉与左房连接，肺静脉于左房后下方形成共干，经垂直静脉向下穿过膈肌，汇入门静脉。室间隔及左、右室壁厚度正常，运动协调一致，运动幅度正常。房间隔近上腔静脉入口处/中部连续中断，大小约_____mm。室间隔连续完整。各瓣膜形态结构及启闭运动未见异常/二、三尖瓣及主动脉瓣形态结构正常，开放正常，闭合欠佳/不良/不拢。心包腔未见异常。

多普勒检查：右上肺静脉血流经右房顶部汇入右心房/肺静脉–共干–冠状静脉窦–右房循环/肺静脉–共干–右房循环/肺静脉–共干–垂直静脉–无名静脉–上腔静脉–右房循环/肺静脉–共干–上腔静脉–右房循环/肺静脉–共干–垂直静脉–门静脉–下腔静脉–右房循环；房水平探及左向右/右向左分流信号；主动脉瓣下舒张期探及少/中/大量反流信号；二尖瓣上收缩期探及少/中/大量反流信号；三尖瓣上收缩期探及少/中/大量反流信号。

【超声提示】

先天性心脏病：

部分性肺静脉异位引流（右上肺静脉汇入右心房）/完全性肺静脉异位引流（心内/心上/心下型）。

Ⅱ孔型房间隔缺损（上腔/中央型）。

房水平左向右/右向左分流。

右心系统扩大。

左室功能正常。

肺动脉压正常/肺动脉压增高（轻/中/重度）。

主动脉瓣反流（轻/中/重度）、二尖瓣反流（轻/中/重度）、三尖瓣反流（轻/中/重度）。

（11）三房心

超声测量：见常规测量。

二维及M型检查：左房增大，左房内可见隔膜回声，将左房分为真房与副房，真房大小_____mm×_____mm，副房大小_____mm×_____mm，隔膜可见孔状结构，口径约_____mm/隔膜连续完整，未见交通口。余房室腔大小正常范围。主动脉及肺动脉内径正常。四支肺静脉全部汇入副房/部分汇入副房，部分汇入真房。室间隔及左、右室壁厚度正常，运动协调一致，运动幅度正常。房、室间隔连续完整/房间隔中部连续中断，大小约____mm。室间隔连续完整。各瓣膜形态结构及启闭运动未见异常/二、三尖瓣及主动脉瓣形态结构正常，开放正常，闭合欠佳/不良/不拢。心包腔未见异常。

多普勒检查：心内各部未探及明显异常血流信号/左房隔膜交通口处可见血流加速；房水平探及左向右分流信号；主动脉瓣下舒张期探及少/中/大量反流信号；二尖瓣上收缩期探及少/中/大量反流信号；三尖瓣上收缩期探及少/中/大量反流信号。

【超声提示】

左侧三房心（A1/A2a/A2b/B1/B2/C1a/C1b/C2型）。

血流动力学正常/隔膜交通口处血流加速。

左室功能正常。

肺动脉压正常/肺动脉压增高（轻/中/重度）。

主动脉瓣反流（轻/中/重度）、二尖瓣反流（轻/中/重度）、三尖瓣反流（轻/中/重度）。

（12）右室双腔心

超声测量：见常规测量。

二维及M型检查：各房室腔大小正常范围，右室腔内探及条索状肌束，将右室分为高压腔与低压腔，最窄处内径约____mm。主动脉及肺动脉内径正常。室间隔及左、右室壁厚度正常，运动协调一致，运动幅度正常。房间隔连续完整。室间隔膜周部连续中断，大小约____mm。各瓣膜形态结构及启闭运动未见异常/二、三尖瓣及主动脉瓣形态结构正常，开放正常，闭合欠佳/不良/不拢。心包腔未见异常。

多普勒检查：收缩期室水平探及左向右高速分流信号，分流速度约____cm/s，跨隔压差约____mmHg/室水平探及双向分流信号（收缩早期左向右分流，分流速度约____cm/s，分流时间约____ms，收缩中晚期右向左分流，分流速度约____cm/s，分流时间约____ms）。

右室腔内探及异常血流信号，流速约____cm/s，峰值压差约____mmHg；主动脉瓣下舒张期探及少/中/大量反流信号；二尖瓣上收缩期探及少/中/大量反流信号；三尖瓣上收缩期探及少/中/大量反流信号。

【超声提示】

先天性心脏病：

右室双腔心。

室间隔缺损（膜周部）。

室水平左向右/双向分流。

左室功能正常。

肺动脉压正常/肺动脉压增高（轻/中/重度）。

主动脉瓣反流（轻/中/重度）、二尖瓣反流（轻/中/重度）、三尖瓣反流（轻/中/重度）。

（13）三尖瓣闭锁

超声测量：见常规测量。

二维及M型检查：心房正位，心室右袢/左袢，主动脉位于右后/右前/左前，与左心室/右心室连接，肺动脉位于左前/左后/右后，与右心室/左心室连接，单一动脉干骑跨于室间隔之上，骑跨率约____%。左、右肺动脉分别自共同动脉干左后壁/起始部后壁/起始部侧壁发出，左、右肺动脉缺如，肺循环由支气管动脉供血。左室明显增大，双房增大，右室腔狭小。主动脉及肺动脉内径正常。室间隔及左、右室壁厚度正常，运动协调一致，运动幅度正常。房间隔中部连续中断，大小约____mm。室间隔膜周部连续中断，大小约____mm。三尖瓣区未探及瓣膜启闭运动，探及条索状高回声，余瓣膜形态结构及启闭运动未见异常/二尖瓣及主动脉瓣形态结构正常，开放正常，闭合欠佳/不良/不拢。主动脉瓣下可见肌性圆锥组织/主动脉瓣及肺动脉瓣下均可见肌性圆锥组织。心包腔未见异常。

多普勒检查：三尖瓣区未探及过瓣血流信号；收缩期室水平探及双向分流信号，以左向右分流为主。

房水平探及右向左分流信号；主动脉瓣下舒张期探及少/中/大量反流信号；二尖瓣上收缩期探及少/中/大量反流信号。

【超声提示】

复杂先天性心脏病：

三尖瓣闭锁（Ⅰ/ⅡA/ⅡB/Ⅲ型）。

共同动脉干。

室间隔缺损（膜周部）。

室水平双向分流（左向右分流为主）。

Ⅱ孔型房间隔缺损（中央型）。

房水平右向左分流。

右室发育不良。

左室及双房增大。

左室功能正常。

肺动脉压正常/肺动脉压增高（轻/中/重度）。

主动脉瓣反流（轻/中/重度）、二尖瓣反流（轻/中/重度）。

（14）主动脉缩窄

超声测量：见常规测量。

二维及M型检查：各房室腔大小范围正常。升主动脉及主动脉弓部内径正常，主动脉峡部缩窄，缩窄处位于动脉导管发出之后/之前，缩窄处内径/升主动脉内径=_____%（<40%提示狭窄），缩窄处内径/腹主动脉内径=_____（<0.5提示重度狭窄），降主动脉内径狭窄后扩张；肺动脉内径正常。室间隔及左、右室壁厚度正常，各室壁运动协调一致，运动幅度正常。房、室间隔连续完整。各瓣膜形态结构及启闭运动未见异常/二、三尖瓣及主动脉瓣形态结构正常，开放正常，闭合欠佳/不良/不拢。心包腔未见异常。

多普勒检查：主动脉峡部血流呈花色射流，流速_____cm/s，缩窄部位最大瞬时压差_____mmHg（≥40 mmHg），舒张期缩窄部位血流峰值速度减半时间_____ms（>100 ms），缩窄指数_____（腹主动脉最大流速/缩窄处最大流速≤0.25）。主动脉瓣下舒张期探及少/中/大量反流信号；二尖瓣上收缩期探及少/中/大量反流信号；三尖瓣上收缩期探及少/中/大量反流信号。

【超声提示】

主动脉缩窄（导管后型/导管前型）。

左室功能正常。

肺动脉压正常/肺动脉压增高（轻/中/重度）。

心内各部彩色血流未见异常/主动脉瓣反流（轻/中/重度）、二尖瓣反流（轻/中/重度）、三尖瓣反流（轻/中/重度）。

（15）主动脉弓降部离断和闭锁

超声测量：见常规测量。

二维及M型检查：各房室腔大小范围正常。主动脉及肺动脉内径正常。主动脉弓仅探及头臂干及左侧颈总动脉、左侧锁骨下动脉发出/仅探及头臂干及左侧颈总动脉发出/仅探及头臂干发出，未探及降主动脉向下延续。室间隔及左、右室壁厚度正常，运动协调一致，运动幅度正常。房间隔连续完整。室间隔膜周部连续中断，大小约＿＿＿mm×＿＿＿mm。各瓣膜形态结构及启闭运动未见异常/二、三尖瓣及主动脉瓣形态结构正常，开放正常，闭合欠佳/不良/不拢。心包腔未见异常。降主动脉与左肺动脉之间探及管状结构相通，内径约＿＿＿mm，长约＿＿＿mm。

多普勒检查：室水平双向分流（左向右分流速度＿＿＿cm/s，分流持续时间＿＿＿ms；右向左分流速度＿＿＿cm/s，分流持续时间＿＿＿ms）。

大动脉水平探及双向分流信号（左向右分流速度约＿＿＿cm/s，压差约＿＿＿mmHg）；主动脉瓣下舒张期探及少/中/大量反流信号。

二尖瓣上收缩期探及少/中/大量反流信号；三尖瓣上收缩期探及少/中/大量反流信号。

【超声提示】

先天性心脏病：

主动脉弓离断（A/B/C型）。

室间隔缺损（膜周部）。

室水平双向分流。

动脉导管未闭（管型）。

大动脉水平双向分流。

左室功能正常。

肺动脉压正常/肺动脉压增高（轻/中/重度）。

主动脉瓣反流（轻/中/重度）、二尖瓣反流（轻/中/重度）、三尖瓣反流（轻/中/重度）。

（16）心室双出口

超声测量：见常规测量。

附加测量：左肺动脉内径＿＿＿mm；右肺动脉内径＿＿＿mm；主动脉穿膈肌裂孔处内径＿＿＿mm；EDVI＿＿＿ml/m²；McGOON＿＿＿；Nakata指

数_____mm²/m²。

二维及M型检查：心房正位，心室右袢，右心/左心增大，左心/右心大小正常。主动脉位于右后，与左心室连接，内径增宽右移，骑跨于室间隔之上，骑跨率（前后_____%、左右_____%）；肺动脉位于左前，与右心室连接，右室流出道及主肺动内径小于正常/肺动脉位于左前，与右心室连接，内径增宽，骑跨于室间隔之上，骑跨率（前后_____%、左右_____%）；主动脉位于右后，与左心室连接，内径小于正常。房间隔连续完整。室间隔嵴下较大范围连续中断，大小约_____mm。室间隔及左、右室壁厚度正常，运动幅度正常。肺动脉瓣增厚，回声增强，开放受限，余瓣膜形态结构及启闭运动未见异常/二、三尖瓣及主动脉瓣形态结构正常，开放正常，闭合欠佳/不良/不拢。心包腔未见异常。主动脉弓位置正常，内径正常。

多普勒检查：室水平双向分流（左向右分流速度_____cm/s，分流持续时间_____ms；右向左分流速度_____cm/s，分流持续时间_____ms）。

右室流出道及肺动脉瓣上血流速度增快，流速_____cm/s，峰值压差_____mmHg；主动脉瓣下舒张期探及少/中/大量反流信号；二尖瓣上收缩期探及少/中/大量反流信号；三尖瓣上收缩期探及少/中/大量反流信号。

【超声提示】

复杂先天性心脏病：

右室双出口 Ⅰ/Ⅱ/Ⅲ/Ⅳ/Ⅴ/Ⅵ/Ⅶ/Ⅷ型（AN/AA、A-VSD/N-VSD、PH/PS）/左室双出口。

室间隔缺损（主动脉瓣下型/肺动脉瓣下型/双关型/无关型）。

右室流出道、肺动脉瓣狭窄（轻/中/重度）。

主动脉骑跨。

右心/左心增大。

左室功能正常。

肺动脉压正常/肺动脉压增高（轻/中/重度）。

主动脉瓣反流（轻/中/重度）、二尖瓣反流（轻/中/重度）、三尖瓣反流（轻/中/重度）。

（17）单心室

超声测量：见常规测量。

附加测量：左房大小＿＿mm×＿＿mm；右房大小＿＿mm×＿＿mm；单心室大小＿＿mm×＿＿mm。

单心室收缩功能指标：EF＿＿%、FS＿＿%。

二维及M型检查：内脏位置正常。心脏位置正常。心房正位，双房大小正常范围。主动脉及肺动脉内径正常。主动脉起源于单心室腔，肺动脉起源于残余心腔/主动脉起源于残余心腔，肺动脉起源于单心室腔/两根大动脉均起源于单心室腔。单心室形态为左心室形态/右心室形态/仅可见一个心室腔，心室形态无法确定。单心室室壁厚度正常，运动尚协调，运动幅度尚可。房间隔连续完整。肺动脉瓣增厚、回声增强，开放受限，闭合欠佳/不良，余瓣膜形态结构及启闭运动未见异常/二、三尖瓣及主动脉瓣形态结构正常，开放正常，闭合欠佳/不良/不拢。心包腔未见异常。

多普勒检查：肺动脉瓣收缩期血流速度增快，峰值跨瓣压差＿＿mmHg；主动脉瓣下舒张期探及少/中/大量反流信号；二尖瓣上收缩期探及少/中/大量反流信号；三尖瓣上收缩期探及少/中/大量反流信号。

【超声提示】

先天性心脏病：

单心室（左心室型/右心室型/未定心室型）。

大动脉转位。

肺动脉瓣狭窄（轻/中/重度）。

单心室收缩功能正常。

肺动脉压正常/肺动脉压增高（轻/中/重度）。

主动脉瓣反流（轻/中/重度）、二尖瓣反流（轻/中/重度）、三尖瓣反流（轻/中/重度）。

（18）大动脉转位

超声测量：见常规测量。

二维及M型检查：心房正位，心室左袢/右袢。主动脉位于左前，与右心室连接；肺动脉位于右后，与左心室连接/主动脉位于右前，与右心室连接；肺动脉位于左后，与左心室连接。各房室腔大小正常范围/全心增大。室间隔及左、右室壁厚度正常，运动协调，收缩幅度正常。房、室间隔连续完整/房间隔中部连续中断，大小＿＿mm，室间隔膜周部连续中断，大小＿＿mm。肺动脉瓣增厚，回声增强，开放受限，闭合欠佳，余瓣膜形态结构及启闭运动未见异常/二、三尖瓣及主动脉瓣形态结构正常，开放正常，闭合欠佳/不良/不拢。主动脉弓降部未见明显异常。心包腔未见异常。

多普勒检查：房、室水平探及右向左/双向分流信号；肺动脉瓣收缩期血流速度增快，峰值跨瓣压差约_____mmHg；主动脉瓣下舒张期探及少/中/大量反流信号；二尖瓣上收缩期探及少/中/大量反流信号；三尖瓣上收缩期探及少/中/大量反流信号。

【超声提示】

先天性心脏病：

矫正型/完全型大动脉转位。

室间隔缺损（膜周部）。

Ⅱ孔型房间隔缺损（中央型）。

房、室水平右向左/双向分流。

肺动脉瓣狭窄（轻/中/重度）。

左室功能正常。

肺动脉压正常/肺动脉压增高（轻/中/重度）。

主动脉瓣反流（轻/中/重度）、二尖瓣反流（轻/中/重度）、三尖瓣反流（轻/中/重度）。

（19）共同动脉干

超声测量：见常规测量。

附加测量：共同动脉干内径_____mm；半月瓣流速_____cm/s。

二维及M型检查：各房室腔大小正常范围。单一动脉干骑跨于室间隔之上，骑跨率约_____%。左、右肺动脉分别自共同动脉干左后壁/起始部后壁/起始部侧壁发出，左、右肺动脉缺如，肺循环由支气管动脉供血。室间隔及左、右室壁厚度正常，运动协调一致，运动幅度正常。房间隔连续完整。室间隔膜周部连续中断，大小约_____mm。各瓣膜形态结构及启闭运动未见异常/二、三尖瓣形态结构正常，开放正常，闭合欠佳/不良/不拢。心包腔未见异常。

多普勒检查：心室水平双向分流（左向右分流速度_____cm/s，分流持续时间_____ms；右向左分流速度_____cm/s，分流持续时间_____ms）；二尖瓣上收缩期探及少/中/大量反流信号；三尖瓣上收缩期探及少/中/大量反流信号。

【超声提示】

先天性心脏病：

共同动脉干（Ⅰ/Ⅱ/Ⅲ/Ⅳ型）。

室间隔缺损（膜周部）。

室水平双向分流。

共同动脉干骑跨。

左室功能正常。

肺动脉压正常/肺动脉压增高（轻/中/重度）。

二尖瓣反流（轻/中/重度）、三尖瓣反流（轻/中/重度）。

（20）肺动脉闭锁

超声测量：见常规测量。

附加测量：左肺动脉内径_____mm；右肺动脉内径_____mm；McGOON _____；Nakata指数_____mm^2/m^2。

二维及M型检查：心房正位，心室右袢，主动脉位于右后，与左心室连接，肺动脉位于左前，与右心室连接。右心增大/右房明显增大，右室腔狭小/右室大小正常/右室扩大，左心大小范围正常。主动脉内径增宽、右移，骑跨于室间隔之上，骑跨率（前后_____%、左右_____%）。肺动脉瓣区未探及瓣膜启闭运动，可探及条状高回声，主肺动脉与肺动脉汇管区及左、右肺动脉可见，内径窄细/主肺动脉闭锁，呈条索状，肺动脉汇管区及左、右肺动脉可见，内径窄细/肺动脉瓣可见，主肺动脉与肺动脉汇管区及左、右肺动脉内径窄细，可见较多体-肺动脉侧支血管/固有肺动脉缺如，肺循环全部血供来源于体-肺动脉侧支血管/主动脉内径正常，肺动脉内径窄细/未探及肺动脉与心室连接，主肺动脉未显示，肺动脉汇管区及左、右肺动脉可见，汇管区内径尚可，左、右肺动脉内径窄细。右室壁增厚，室间隔及左室壁厚度正常，运动协调一致，运动幅度正常。房间隔中部连续中断，大小约_____mm/房间隔连续完整。室间隔膜周部连续中断，大小约_____mm/室间隔连续完整。肺动脉瓣区未探及瓣膜启闭运动，可探及条状高回声；三尖瓣瓣环发育不良，瓣叶短小、下移或缺如/二、三尖瓣及主动脉瓣形态结构正常，启闭运动未见异常，开放正常，闭合欠佳/不良/不拢。降主动脉与左肺动脉之间探及管状结构相通，内径约_____mm，长约_____mm。心包腔未见异常。

多普勒检查：肺动脉瓣区未探及过瓣血流信号，肺部由导管/侧支循环供血；室水平探及双向分流信号（收缩早期左向右分流，分流速度约_____cm/s，分流时间约_____ms，收缩中晚期右向左分流，分流速度约_____cm/s，分流时间约_____ms）；大动脉水平探及左向右分流信号；房水平探及左向右/右向左分流信号。

主动脉瓣下舒张期探及少/中/大量反流信号；二尖瓣上收缩期探及少/中/大量反流信号；三尖瓣上收缩期探及少/中/大量反流信号。

【超声提示】

先天性心脏病：

肺动脉闭锁（A型/B型/C型）/室间隔完整的肺动脉闭锁（Ⅰ型右心室发育不良型/Ⅱ型右心室大小正常或扩大型）。

室间隔缺损（膜周部）。

室水平双向分流。

动脉导管未闭（管型）。

大动脉水平左向右分流。

Ⅱ孔型房间隔缺损（中央型）。

房水平左向右/右向左分流。

右心增大/右房增大，右室发育不良。

左室功能正常。

主动脉瓣反流（轻/中/重度）、二尖瓣反流（轻/中/重度）、三尖瓣反流（轻/中/重度）。

3.后天性心脏病

（1）风湿性心脏病

超声测量：见常规测量。

附加测量：左房内径（前后径_____mm、横径_____mm、上下径：_____mm）；左房面积_____cm²；右房横径_____mm；右房上下径_____mm；右房面积_____cm²；左房径线指数（LADi）_____mm/m²。

二维及M型检查：二尖瓣增厚，回声增强，开放受限，瓣口间距约_____mm；M型示二尖瓣前叶运动曲线呈"城墙"样改变，左室短轴切面示舒张期二尖瓣口呈"鱼口"样改变，开放面积约＿＿cm²（面积法+PHT法），二尖瓣环、腱索及乳头肌回声正常；主动脉瓣增厚，回声增强，开放受限，闭合欠佳/不良/不拢，三尖瓣及肺动脉瓣形态结构及功能正常，开放正常，闭合欠佳/不良/不拢。左房扩大，腔内未探及明显异常回声，余心腔大小及大血管内径正常。主动脉及肺动脉内径正常范围。房、室间隔连续完整。室间隔及左、右室壁厚度正常，左室运动节律不等，运动不协调，运动幅度尚正常。心包腔未见异常。

多普勒检查：二尖瓣舒张期瓣下血流速度增快，舒张期平均跨瓣压差约＿＿mmHg，收缩期瓣上探及少/中/大量反流信号。

主动脉瓣收缩期瓣上血流速度增快，测得高速血流频谱/血流速度正常范围，平均跨瓣压差约＿＿mmHg，舒张期瓣下探及少/中/大量反流信号；三尖瓣舒张期瓣下血流速度正常范围，收缩期瓣上探及少/中/大量反流信号。

【超声提示】

风湿性心脏病/风湿性心脏病联合瓣膜病：

二尖瓣隔膜型/隔膜增厚型/隔膜漏斗型/漏斗型狭窄（轻/中/重度）、关闭不全（轻/中/重度）。

主动脉瓣狭窄（轻/中/重度）、关闭不全（轻/中/重度）。

三尖瓣关闭不全（轻/中/重度）。

左房扩大。

心律失常。

左室运动不同步。

左室功能正常。

肺动脉压正常/肺动脉压增高（轻/中/重度）。

（2）肺源性心脏病

超声测量：见常规测量。

附加测量：左室舒张末期横径＿＿mm；右室基底部横径＿＿mm；右室基底部横径/左室基底部横径=＿＿；下腔静脉肝后段内径＿＿mm、下腔静脉塌陷指数（IVC-CI）＿＿%；剑下右室侧壁舒张末厚度＿＿mm、左室偏心指数（EI）＿＿。右室收缩功能指标：TAPSE＿＿mm、FAC＿＿%、S'＿＿cm/s、RVOTfs＿＿%、RIMP（TDI）＿＿。

二维及M型检查：右房室腔增大，左室受压变小，左房大小正常范围，主动脉内径正常，主肺动脉或左、右肺动脉增宽，下腔静脉内径增宽，塌陷指数（IVC-CI）<50%，室间隔略向左室偏移/室间隔平直，室间隔及左室壁厚度正常，左室运动不协调，运动幅度正常；右室壁增厚，运动幅度正常/减低。房、室间隔连续完整。各瓣膜形态结构及启闭运动未见异常/二、三尖瓣及主动脉瓣形态结构正常，开放正常，闭合欠佳/不良/不拢。心包腔未见异常。

多普勒检查：心内各部未探及明显异常血流信号。主动脉瓣下舒张期探及少/中/大量反流信号；二尖瓣上收缩期探及少/中/大量反流信号；三尖瓣上收缩期探及少/中/大量反流信号。

【超声提示】

肺源性心脏病多考虑：

右心扩大，右室壁增厚。

肺动脉内径增宽。

下腔静脉扩张。

三尖瓣功能性关闭不全（轻/中/重度）。

肺动脉压增高（轻/中/重度）。

右室收缩功能正常/减低。

左室功能正常。

心内各部彩色血流未见异常/主动脉瓣反流（轻/中/重度）、二尖瓣反流（轻/中/重度）、三尖瓣反流（轻/中/重度）。

（3）高血压病心脏改变

超声测量：见常规测量。

附加测量：左室构型指标 LVEDVI_____ ml/m^2、LVMI_____ g/m^2、RWT_____。

二维及M型检查：左房增大，余房室腔大小正常范围，房、室腔内未见异常回声显示。升主动脉内径增宽，内中膜略厚，主波低平，重搏波消失，窦管交界区探及强回声斑块；肺动脉内径正常范围。房、室间隔连续完整。室间隔与左室壁均匀性略增厚/增厚，运动幅度正常范围，运动协调一致。主动脉瓣增厚，回声增强，开放正常，闭合欠佳；二、三尖瓣形态结构正常，开放正常，闭合欠佳。心包腔未见异常。

多普勒检查：心内各部未探及明显异常血流信号。主动脉瓣下舒张期探及少/中/大量反流信号；二尖瓣上收缩期探及少/中/大量反流信号；三尖瓣上收缩期探及少/中/大量反流信号。

【超声提示】

高血压病心脏改变：

左室向心性肥厚/离心性肥厚/向心性重塑/混合性肥厚/扩张性肥厚/离心性重构。

左房增大。

升主动脉硬化并窦管交界区斑块形成。

主动脉瓣钙化。

左室功能正常。

肺动脉压正常/肺动脉压增高（轻/中/重度）。

心内各部彩色血流未见异常/主动脉瓣反流（轻/中/重度）、二尖瓣反流（轻/中/重度）、三尖瓣反流（轻/中/重度）。

（4）心肌梗死

超声测量：见常规测量。

附加测量：左室前间壁/左室下后壁/左室前间壁及下后壁局部室壁厚度____mm、搏幅____mm；其余室壁厚度____mm、搏幅____mm。

二维及M型检查：左室增大，余房室内径正常范围。主动脉及肺动脉内径正常。左室前间壁心尖段/下后壁/前间壁及下后壁探及范围约____mm×____mm局部室壁变薄，回声增强，三层结构消失，运动幅度及收缩期增厚率消失/室壁回声减低，运动幅度及收缩期增厚率消失/局部室壁运动明显减低；其余室壁运动未见明显异常/余室壁厚度正常，运动幅度弥漫性减低。房、室间隔连续完整。各瓣膜形态结构及启闭运动未见明显异常。心包腔未见异常。

多普勒检查：心内各部未探及明显异常血流信号。主动脉瓣下舒张期探及少/中/大量反流信号；二尖瓣上收缩期探及少/中/大量反流信号；三尖瓣上收缩期探及少/中/大量反流信号。

【超声提示】

左室前间壁心尖段/下后壁/前间壁及下后壁节段性室壁运动异常，心肌梗死多考虑。

左室（左心）增大。

二尖瓣关闭不全（轻/中/重度）。

左室功能正常。

肺动脉压正常/肺动脉压增高（轻/中/重度）。

心内各部彩色血流未见异常/主动脉瓣反流（轻/中/重度）、二尖瓣反流（轻/中/重度）、三尖瓣反流（轻/中/重度）。

（5）感染性心内膜炎

超声测量：见常规测量。

二维及M型检查：左心增大，右心大小正常范围。主动脉及肺动脉内径正常。房、室间隔连续完整。主动脉瓣探及多个大小不等的"桑葚样/蓬草样/囊袋样"高回声附着，较大者大小约＿＿＿mm×＿＿＿mm，瓣膜开放尚可/受限，闭合不良/不拢；二尖瓣前、后叶均探及多个大小不等的"桑葚样/蓬草样/囊袋样"高回声附着，较大者大约＿＿＿mm×＿＿＿mm，瓣膜开放尚可/受限，闭合不良/不拢；三尖瓣及肺动脉瓣形态结构正常，未见明显异常回声附着，开放尚可，闭合欠佳。心包腔未见异常。

多普勒检查：主动脉瓣下舒张期探及少/中/大量反流信号；二尖瓣上收缩期探及少/中/大量反流信号；三尖瓣上收缩期探及少/中/大量反流信号。

【超声提示】

感染性心内膜炎多考虑：

主动脉瓣多发赘生物形成并狭窄（轻/中/重度）、关闭不全（轻/中/重度）。

二尖瓣多发赘生物形成并狭窄（轻/中/重度）、关闭不全（轻/中/重度）。

左心增大。

左室功能正常。

肺动脉压正常/肺动脉压增高（轻/中/重度）。

心内各部彩色血流未见异常/主动脉瓣反流（轻/中/重度）、二尖瓣反流（轻/中/重度）、三尖瓣反流（轻/中/重度）。

（6）缩窄性心包炎

超声测量：见常规测量。

附加测量：肝左、中、右静脉内径分别为＿＿＿mm、＿＿＿mm、＿＿＿mm；下腔静脉肝后段内径＿＿＿mm；下腔静脉塌陷指数（IVC-

CI）＿＿＿%。

二维及M型检查：双房增大，双心室大小正常，主动脉及肺动脉内径正常，下腔静脉及肝静脉内径明显增宽，塌陷消失，管腔内可见"自发显影"，室间隔及左、右室壁厚度正常，左、右心室壁舒张期运动受限，呈现"舒张期顿抑现象"，室间隔呈"抖动征"。房、室间隔连续完整。二、三尖瓣形态结构正常，开放正常，闭合欠佳，余瓣膜形态结构及启闭运动正常。心包膜增厚、僵硬，以房室沟处为著，最厚处约＿＿＿mm。

多普勒检查：下腔静脉及肝静脉血流缓慢，并可见反流频谱；心内各部未探及明显异常血流信号。主动脉瓣下舒张期探及少/中/大量反流信号；二尖瓣上收缩期探及少/中/大量反流信号；三尖瓣上收缩期探及少/中/大量反流信号。

【超声提示】

缩窄性心包炎多考虑：

心包膜增厚。

心脏舒张运动受限。

双房增大。

下腔静脉及肝静脉扩张。

左室收缩功能正常。

肺动脉压正常/肺动脉压增高（轻/中/重度）。

心内各部彩色血流未见异常/主动脉瓣反流（轻/中/重度）、二尖瓣反流（轻/中/重度）、三尖瓣反流（轻/中/重度）。

4.心肌病

（1）扩张型心肌病

超声测量：见常规测量。

附加测量：右室收缩功能指标，TAPSE＿＿＿mm、FAC＿＿＿%、S′＿＿＿cm/s、RVOTfs＿＿＿%、RIMP（TDI）＿＿＿。

二维及M型检查：全心扩大，以左室扩大为著，心腔结构呈"大心腔，小瓣口"改变。主动脉及肺动脉内径正常范围。室间隔及左室壁厚度尚正常，室壁运动不协调、不同步，运动幅度弥漫性减低，以前间壁减低为著。各瓣膜形态结构及启闭运动未见异常/二、三尖瓣及主动脉瓣形态结构正常，开放正常，闭合欠佳/不良/不拢。左室长轴 M 型示二尖瓣前叶运动幅度减低，呈"钻石样"改变。心包腔未见异常。

多普勒检查：心内各部未探及明显异常血流信号。主动脉瓣下舒张期探及少/中/大量反流信号；二尖瓣上收缩期探及少/中/大量反流信号；三尖瓣上收缩期探及少/中/大量反流信号。

【超声提示】

扩张型心肌病多考虑：

全心扩大（左室扩大为著）。

二尖瓣功能性关闭不全（轻/中/重度）。

三尖瓣功能性关闭不全（轻/中/重度）。

主动脉瓣功能性关闭不全（轻/中/重度）。

左、右心室功能明显减低。

肺动脉压增高（轻/中/重度）。

主动脉瓣反流（轻/中/重度）、二尖瓣反流（轻/中/重度）、三尖瓣反流（轻/中/重度）。

（2）肥厚型心肌病

超声测量：见常规测量。

附加测量：室间隔/左室后壁=_____。

二维及 M 型检查：各房室腔大小范围正常，主动脉及肺动脉内径正常，室间隔明显增厚，左室其余室壁厚度尚正常，右室壁厚度正常，各室壁运动协调一致，运动幅度正常。M 型示 SAM 征阴性/阳性（Ⅰ/Ⅱ/Ⅲ级）。房、室间隔连续完整。各瓣膜形态结构及启闭运动未见异常/二、三尖瓣及主动脉瓣形态结构正常，开放正常，闭合欠佳/不良/不拢。心包腔未见异常。

多普勒检查：心内各部未探及明显异常血流信号。左室流出道呈花色射流，血流速度_____cm/s，平均压差_____mmHg。主动脉瓣下舒张期探及少/中/大量反流信号；二尖瓣上收缩期探及少/中/大量反流信号；三尖瓣上收缩期探及少/中/大量反流信号。

【超声提示】

肥厚型心肌病（非梗阻性/梗阻性）多考虑：

室间隔明显增厚。

左室流出道狭窄。

左房增大。

左室功能正常。

肺动脉压正常/肺动脉压增高（轻/中/重度）。

心内各部彩色血流未见异常/主动脉瓣反流（轻/中/重度）、二尖瓣反流（轻/中/重度）、三尖瓣反流（轻/中/重度）。

（3）缺血性心脏病

超声测量：见常规测量。

附加测量：左室前间壁厚度＿＿＿mm、搏幅＿＿＿mm；左室下后壁局部室壁厚度＿＿＿mm、搏幅＿＿＿mm；其余室壁厚度＿＿＿mm、搏幅＿＿＿mm。

二维及M型检查：全心增大，左心增大为著。主动脉及肺动脉内径正常。左室前间壁、下后壁分别探及范围约＿＿＿mm×＿＿＿mm、＿＿＿mm×＿＿＿mm局部室壁变薄，回声增强，三层结构消失，运动幅度及收缩期增厚率消失，其余室壁厚度正常，运动幅度弥漫性减低/运动幅度正常。房、室间隔连续完整。各瓣膜形态结构及启闭运动未见异常/二、三尖瓣及主动脉瓣形态结构正常，开放未见异常，闭合欠佳/不良/不拢。心包腔未见异常。

多普勒检查：心内各部未探及明显异常血流信号。主动脉瓣下舒张期探及少/中/大量反流信号；二尖瓣上收缩期探及少/中/大量反流信号；三尖瓣上收缩期探及少/中/大量反流信号。

【超声提示】

缺血性心脏病多考虑：

左室前间壁/下后壁陈旧性心梗。

全心扩大，左心为著。

左室收缩功能减低（轻/中/重度），舒张功能减低Ⅰ/Ⅱ/Ⅲ级。

肺动脉压正常/肺动脉压增高（轻/中/重度）。

心内各部彩色血流未见异常/主动脉瓣反流（轻/中/重度）、二尖瓣反流（轻/中/重度）、三尖瓣反流（轻/中/重度）。

（4）限制型心肌病

超声测量：见常规测量。

二维及M型检查：双房增大，左、右室腔相对变小，升主动脉内径增宽，肺动脉内径正常，下腔静脉内径增宽，呼吸塌陷率减低；室间隔及左、右室壁明显增厚，心肌回声增粗，分布不均匀，呈"颗粒样"改变，心肌运动僵硬，运动幅度正常低限。房、室间隔连续完整。各瓣膜形态结构及启闭运动未见异常/二、三尖瓣及主动脉瓣形态结构正常，开放未见异常，闭合欠佳/不良/不拢。心包腔未见异常。

多普勒检查：组织多普勒示 e′峰及 a′峰明显减低。二尖瓣正向血流频谱示 E 峰高尖，A 峰低平，频谱形态不随呼吸运动改变。心内各部未探及明显异常血流信号。

主动脉瓣下舒张期探及少/中/大量反流信号；二尖瓣上收缩期探及少/中/大量反流信号；三尖瓣上收缩期探及少/中/大量反流信号。

【超声提示】

限制型心肌病（心肌淀粉样变多考虑）：

左室壁弥漫性增厚。

双房增大。

升主动脉增宽。

下腔静脉增宽–右房高压。

左室收缩功能正常低限，舒张功能减低 II/III 级。

肺动脉压正常/肺动脉压增高（轻/中/重度）。

心内各部彩色血流未见异常/主动脉瓣反流（轻/中/重度）、二尖瓣反流（轻/中/重度）、三尖瓣反流（轻/中/重度）。

（5）心肌致密化不全心肌病

超声测量：见常规测量。

附加测量：左房径线指数（LADi）_____mm/m²。右室收缩功能指标：TAPSE_____mm、FAC_____%、S′_____cm/s、RIMP（TDI）_____。

二维及 M 型检查：左心扩大，以左室扩大为著，右心大小正常范围。主动脉及肺动脉内径正常范围。左室侧壁至心尖部心肌呈网格状改变，可见粗大的肌小梁凸向心腔，其间见深陷的隐窝，非致密层心肌厚约_____mm，致密层心肌厚约_____mm，非致密层心肌/致密层心肌=_____，室间隔及左室壁厚度尚正常，室壁运动不协调、不同步，运动幅度弥漫性减低，以前间壁减低为著。各瓣膜形态结构及启闭运动未见异常/二、三尖瓣及主动脉瓣形态结构正常，开放未见异常，闭合欠佳/不良/不拢。心包腔未见异常。

多普勒检查：心内各部未探及明显异常血流信号。主动脉瓣下舒张期探及少/中/大量反流信号；二尖瓣上收缩期探及少/中/大量反流信号；三尖瓣上收缩期探及少/中/大量反流信号。

【超声提示】

心肌致密化不全心肌病多考虑（良性LVNC/心律失常型LVNC/扩张型LVNC/肥厚型LVNC/肥厚扩张型LVNC/限制型LVNC/右室或双室LVNC/伴先天性心脏病LVNC）：

左室侧壁至心尖部心肌呈网格状改变。

左心扩大，左室为著。

左室功能减低。

二尖瓣功能性关闭不全（轻/中/重度）。

三尖瓣功能性关闭不全（轻/中/重度）。

右心室收缩功能正常/减低。

肺动脉压正常/肺动脉压增高（轻/中/重度）。

心内各部彩色血流未见异常/主动脉瓣反流（轻/中/重度）、二尖瓣反流（轻/中/重度）、三尖瓣反流（轻/中/重度）。

（6）心内膜胶原弹力纤维增生症

超声测量：见常规测量。

二维及M型检查：左心增大，左室为著，呈"球形"增大，右房室腔大小正常范围。左室心内膜增厚，回声增强，较厚处位于后壁，内膜厚约____mm，左室活动僵硬，室壁运动弥漫性减低。房、室间隔未见明显异常。各瓣膜形态结构及启闭运动未见异常/二、三尖瓣及主动脉瓣形态结构正常，开放未见异常，闭合欠佳/不良/不拢。心包腔未见异常。

多普勒检查：心内各部未探及明显异常血流信号。主动脉瓣下舒张期探及少/中/大量反流信号；二尖瓣上收缩期探及少/中/大量反流信号；三尖瓣上收缩期探及少/中/大量反流信号。

【超声提示】

心内膜胶原弹力纤维增生症声像图改变多考虑：

左心增大，左室为著。

左室收缩功能正常/减低（轻/中/重度），舒张功能减低Ⅰ/Ⅱ/Ⅲ级。

肺动脉压增高（轻/中/重度）。

主动脉瓣反流（轻/中/重度）、二尖瓣反流（轻/中/重度）、三尖瓣反流（轻/中/重度）。

5.心脏瓣膜病

（1）主动脉瓣脱垂并关闭不全

超声测量：见常规测量。

二维及M型检查：左室增大，余房、室腔大小正常范围，主动脉及肺动脉内径正常，室间隔及左室壁轻度增厚，右室壁厚度正常，室壁运动协调一致，运动幅度正常。房、室间隔连续完整。主动脉瓣右冠瓣/无冠瓣舒张期向左室流出道膨出，瓣膜开放正常，闭合不良；二、三尖瓣形态结构正常，开放正常，闭合欠佳。心包腔未见异常。

多普勒检查：收缩期瓣上血流速度正常范围/收缩期探及高速射流信号，平均跨瓣压差约_____mmHg；舒张期瓣下探及少/中/大量偏心性反流信号；RVol_____ ml，RF_____%，EROA_____cm²；二尖瓣上收缩期探及少/中/大量反流信号；三尖瓣上收缩期探及少/中/大量反流信号。

【超声提示】

主动脉瓣右冠瓣/无冠瓣脱垂并关闭不全（中/重度）。

左室增大。

左室壁轻度增厚。

肺动脉压正常/肺动脉压增高（轻/中/重度）。

左室收缩功能正常，舒张功能减低Ⅰ级。

二尖瓣反流（轻/中/重度）、三尖瓣反流（轻/中/重度）。

（2）主动脉瓣二叶式畸形

超声测量：见常规测量。

二维及M型检查：主动脉瓣左、右瓣尖融合（RL融合）/右冠瓣与无冠瓣瓣尖融合（RN融合）/左冠瓣与无冠瓣瓣尖融合（LN融合），形成前后/左右两个瓣叶，融合瓣膜伴0/1/2假嵴结构，两附着点分别位于_____点及_____点位置，收缩期呈"左前右后斜裂式/右前左后斜裂式/横裂式/纵裂式"开放，舒张期关闭点呈"\"（"－"/"/"/"｜"）形，瓣膜增厚，回声增强，开放正常，闭合欠佳/瓣膜厚度及弹性尚可，开放轻度受限，有效开放面积_____cm²，闭合欠佳/不良/不拢；余瓣膜形态结构及启闭运动未见异常。升主动脉内径增宽，肺动脉内径正常。左室增大/各房、室腔大小正常范围，室间隔及左室壁增厚，右室壁厚度正常，室壁运动协调一致，运动幅度正常。房、室间隔连续完整。心包腔未见异常。

多普勒检查：收缩期主动脉瓣上探及高速射流信号，平均跨瓣压差约_____mmHg；舒张期瓣下探及少/中/大量的中心性/偏心性反流信号；RVol_____ml，RF_____%，EROA_____cm²；二尖瓣上收缩期探及少/中/大量反流信号；三尖瓣上收缩期探及少/中/大量反流信号。

【超声提示】

先天性心脏病：

主动脉瓣二叶式畸形（Sievers Type 0/1/2）。

主动脉瓣钙化并狭窄（轻/中/重度）、关闭不全（轻/中/重度）。

左室增大。

左室壁增厚。

升主动脉狭窄后扩张。

肺动脉压正常/肺动脉压增高（轻/中/重度）。

左室收缩功能正常，舒张功能减低Ⅰ级。

二尖瓣反流（轻/中/重度）、三尖瓣反流（轻/中/重度）。

（3）二尖瓣瓣裂、脱垂并关闭不全

超声测量：见常规测量。

二维及M型检查：左房增大，余房、室腔大小正常范围，主动脉及肺动脉内径正常，室间隔及左室壁、右室壁厚度正常，室壁运动协调一致，运动幅度正常。房、室间隔连续完整。二尖瓣增厚，回声增强，收缩期前后叶关闭点错位，瓣膜闭合不拢，开放正常，A1区探及宽约_____mm裂隙，收缩期A2、A3脱向左房侧，未超过瓣环连线/超过瓣环连线约_____mm，三尖瓣形态结构正常，开放正常，闭合欠佳。心包腔未见异常。

多普勒检查：二尖瓣前叶探及过瓣血流信号，瓣上探及少/中/大量偏心性反流信号；EROA_____cm²，RVol_____ml，RF_____%。

主动脉瓣下舒张期探及少/中/大量反流信号；三尖瓣上收缩期探及少/中/大量反流信号。

【超声提示】

二尖瓣前叶裂、脱垂（Ⅰ/Ⅱ/Ⅲ级）并关闭不全（中/重度）。

左房增大。

肺动脉压正常/肺动脉压增高（轻/中/重度）。

左室收缩功能正常，舒张功能减低Ⅰ级。

主动脉瓣反流（轻/中/重度）、三尖瓣反流（轻/中/重度）。

（4）三尖瓣脱垂并关闭不全

超声测量：见常规测量。

二维及M型检查：各房、室腔大小范围正常，主动脉及肺动脉内径正常，室间隔及左室壁、右室壁厚度正常，室壁运动协调一致，运动幅度正常。房、室间隔连续完整。三尖瓣前瓣收缩期向右房侧膨出，瓣膜开放正常，闭合不良/不拢。主动脉瓣及二尖瓣形态结构正常，开放正常，闭合欠佳。心包腔未见异常。

多普勒检查：三尖瓣上收缩期探及中/大量反流信号；主动脉瓣下舒张期探及少/中/大量反流信号；二尖瓣上收缩期探及少/中/大量反流信号。

【超声提示】

三尖瓣（前瓣）脱垂并关闭不全（中/重度）。

肺动脉压正常/肺动脉压增高（轻/中/重度）。

左室收缩功能正常，舒张功能减低Ⅰ级。

主动脉瓣反流（轻/中/重度）、二尖瓣反流（轻/中/重度）。

（5）三尖瓣下移畸形

超声测量：见常规测量。

附加测量：右室收缩功能指标TAPSE＿＿＿mm、FAC＿＿＿%、S'＿＿＿cm/s、RIMP（TDI）＿＿＿＿。GOSE指数＿＿＿＿。

二维及M型检查：三尖瓣前叶、隔叶位置正常，后叶冗长、略下移，瓣膜开放正常，闭合不良/三尖瓣呈"螺旋式"下移，闭合不拢，前叶位置正常，瓣叶宽大冗长，隔叶短小，与室间隔粘连，运动受限，附着点距二尖瓣环约＿＿＿mm，后叶形态尚可，附着点距三尖瓣环约＿＿＿＿mm，余瓣膜形态结构及启闭运动未见异常。右心增大，房化右心室大小约＿＿＿mm×＿＿＿mm，解剖右心室大小＿＿＿mm×＿＿＿mm。左房室腔大小正常范围/左房、室腔受压变小，主动脉及肺动脉内径正常，室间隔及左室壁轻度增厚，右室壁厚度正常，室壁运动协调一致，运动幅度正常。房、室间隔连续完整。心包腔未见异常。

多普勒检查：三尖瓣收缩期探及少/中/大量反流信号。

【超声提示】

先天性心脏病：

三尖瓣下移畸形（A/B型）。

三尖瓣关闭不全（轻/中/重度）。

右心扩大。

左、右室功能正常。

肺动脉压正常/肺动脉压增高（轻/中/重度）。

（6）肺动脉瓣脱垂并关闭不全

超声测量：见常规测量。

二维及M型检查：各房、室腔大小范围正常，主动脉及肺动脉内径正常，室间隔及左室壁、右室壁厚度正常，室壁运动协调一致，运动幅度正常。房、室间隔连续完整。肺动脉瓣舒张期向右室流出道膨出，瓣膜开放正常，闭合不良/不拢。主动脉瓣及二、三尖瓣形态结构正常，开放正常，闭合欠佳。心包腔未见异常。

多普勒检查：肺动脉瓣下舒张期探及少/中/大量反流信号；主动脉瓣下舒张期探及少/中/大量反流信号；二尖瓣上收缩期探及少/中/大量反流信号；三尖瓣上收缩期探及少/中/大量反流信号。

【超声提示】

肺动脉瓣关闭不全（中/重度）。

肺动脉压正常/肺动脉压增高（轻/中/重度）。

左室收缩功能正常，舒张功能减低Ⅰ级。

主动脉瓣反流（轻/中/重度）、三尖瓣反流（轻/中/重度）、二尖瓣反流（轻/中/重度）。

（7）肺动脉瓣狭窄

超声测量：见常规测量。

二维及M型检查：肺动脉瓣增厚，回声增强，开放受限，余瓣膜形态结构及启闭运动未见异常。升主动脉内径增宽，肺动脉内径正常。各房、室腔大小正常范围，室间隔及左室壁增厚，右室壁厚度正常，室壁运动协调一致，运动幅度正常。房、室间隔连续完整。心包腔未见异常。

多普勒检查：肺动脉瓣上血流速度增快，流速＿＿＿cm/s，平均跨瓣压差＿＿＿mmHg；主动脉瓣下舒张期探及少/中/大量反流信号；二尖瓣上收缩期探及少/中/大量反流信号；三尖瓣上收缩期探及少/中/大量反流信号。

【超声提示】

肺动脉瓣狭窄（轻/中/重度）。

肺动脉压正常/肺动脉压增高（轻/中/重度）。

左室收缩功能正常，舒张功能减低Ⅰ级。

主动脉瓣反流（轻/中/重度）、二尖瓣反流（轻/中/重度）、三尖瓣反流（轻/中/重度）。

（8）人工瓣

超声测量：见常规测量。

附加测量：升主动脉人工血管内径＿＿＿mm。

二尖瓣人工瓣评估：VprMV＿＿＿cm/s、VTI_{LVO}＿＿＿cm、VTIprMV＿＿＿cm、DVI=VTIprMV/VTI_{LVO}=＿＿＿、PHT＿＿＿ms、MPG＿＿＿mmHg。

主动脉瓣人工瓣评估：MeanPG＿＿＿mmHg、V_{LVO}＿＿＿cm/s、VprAV＿＿＿cm/s、DVI=V_{LVO}/VprAV=＿＿＿、AT＿＿＿ms、AT/ET=＿＿＿。

二维及M型检查：各房、室腔大小正常范围/左房仍大，余心腔大小正常范围，大血管内径正常，室间隔及左室壁增厚，右室壁厚度正常，室壁运动协调一致，运动幅度正常。房、室间隔连续完整。二尖瓣人工瓣/主动脉瓣人工瓣/二尖瓣人工瓣、主动脉瓣人工瓣未见明显异常，瓣周贴合紧密，未见裂隙。左、右冠状动脉吻合口处未探及异常。余瓣膜形态结构及启闭运动未见异常。心包腔未见异常。

多普勒检查：人工瓣瓣周未见异常血流信号；左、右冠状动脉吻合口未见异常血流信号；主动脉瓣下舒张期探及少/中/大量反流信号；二尖瓣上收缩期探及少/中/大量反流信号；三尖瓣上收缩期探及少/中/大量反流信号。

【超声提示】

人工瓣置换术后：

二尖瓣人工瓣/主动脉瓣人工瓣/二尖瓣人工瓣、主动脉瓣人工瓣未见异常。

人工瓣瓣周未见异常。

左、右冠状动脉吻合口未见异常。

人工血管及周围未见异常。

肺动脉压正常/肺动脉压增高（轻/中/重度）。

左室功能正常。

二尖瓣反流（轻/中/重度）、三尖瓣反流（轻/中/重度）。

6.动脉性病变

（1）主动脉夹层

超声测量：见常规测量。

附加测量：主动脉弓内径_____mm；降主动脉内径_____mm。

二维及M型检查：各房室腔大小正常范围，升主动脉/降主动脉内径增宽，其内可见高回声条带漂浮并将主动脉分为真、假两腔，真腔内径宽约_____mm，假腔内径宽约_____mm，肺动脉内径正常，室间隔及左、右室壁厚度正常，各室壁运动协调一致，运动幅度正常。房、室间隔连续完整。各瓣膜形态结构正常，启闭运动未见异常。心包腔内未见异常。

多普勒检查：主动脉内探及方向相反的血流信号，真腔内可见明亮的红色血流信号，血流速度约_____cm/s，假腔内可见暗淡的蓝色血流信号，血流速度约_____cm/s；心内各部未探及明显异常血流信号。主动脉瓣下舒张期探及少/中/大量反流信号。

二尖瓣上收缩期探及少/中/大量反流信号；三尖瓣上收缩期探及少/中/大量反流信号。

【超声提示】

主动脉夹层（De Bakey I、II、IIIA、IIIB型/ Stanford A、B型）。

左室功能正常。

肺动脉压正常/肺动脉压增高（轻/中/重度）。

心内各部彩色血流未见异常/主动脉瓣反流（轻/中/重度）、二尖瓣反流（轻/中/重度）、三尖瓣反流（轻/中/重度）。

（2）川崎病

超声测量：见常规测量。

附加测量：左冠状动脉起始段内径_____mm，显示长度_____mm，

LCA/AO=_____，Z值_____。右冠状动脉起始段内径_____mm，显示长度_____mm，RCA/AO=_____，Z值_____。左前降支显示段内径_____mm，显示长度_____mm，Z值_____。左旋支显示段内径_____mm，显示长度_____mm，Z值_____。

二维及M型检查：心脏位置正常，各大血管连接关系正常，各房室腔大小正常，主动脉及肺动脉内径正常，室间隔及左、右室壁厚度正常，运动协调一致，收缩幅度正常。房、室间隔连续完整。二、三尖瓣及主动脉瓣形态结构正常，开放正常，闭合欠佳/不良/不拢。心包腔未见异常。冠状动脉灰度正常，管壁未见增厚，回声正常，管腔显示清晰，内膜厚度均匀。

多普勒检查：主动脉瓣下舒张期探及少/中/大量反流信号；二尖瓣上收缩期探及少/中/大量反流信号；三尖瓣上收缩期探及少/中/大量反流信号。

【超声提示】

心内结构未见异常/左侧（右侧或双侧）冠状动脉增宽。

左室功能正常。

肺动脉压正常/肺动脉压增高（轻/中/重度）。

主动脉瓣反流（轻/中/重度）、二尖瓣反流（轻/中/重度）、三尖瓣反流（轻/中/重度）。

（3）主动脉瘤

超声测量：见常规测量。

附加测量：主动脉弓内径_____mm；降主动脉内径_____mm。

二维及M型检查：左室增大，余房室腔大小正常范围，主动脉窦部及升主动脉内径明显增宽，肺动脉内径正常，室间隔及左、右室壁厚度正常，各室壁运动协调一致，运动幅度正常。房、室间隔连续完整。主动脉瓣形态结构正常，开放正常，闭合不拢，余瓣膜形态结构正常，启闭运动未见异常。心包腔内未见异常。

多普勒检查：心内各部未探及明显异常血流信号。主动脉瓣下舒张期探及少/中/大量反流信号；二尖瓣上收缩期探及少/中/大量反流信号；三尖瓣上收缩期探及少/中/大量反流信号。

【超声提示】

主动脉根部瘤/升主动脉瘤样扩张。

主动脉瓣关闭不全（轻/中/重度）。

左室增大。

左室功能正常。

肺动脉压正常/肺动脉压增高（轻/中/重度）。

心内各部彩色血流未见异常/主动脉瓣反流（轻/中/重度）、二尖瓣反流（轻/中/重度）、三尖瓣反流（轻/中/重度）。

（4）主动脉窦瘤破裂

超声测量：见常规测量。

二维及M型检查：各房室腔大小正常，主动脉及肺动脉内径正常，主动脉无冠窦呈瘤样向右房侧膨出，基底部宽约＿＿＿mm，瘤体长约＿＿＿mm，瘤体顶端探及约＿＿＿mm的破口。室间隔及左、右室壁厚度正常，运动协调一致，收缩幅度正常。房、室间隔连续完整。二、三尖瓣及主动脉瓣形态结构正常，开放正常，闭合欠佳/不良/不拢。心包腔未见异常。

多普勒检查：主动脉无冠窦向右房侧连续性分流，分流速度约＿＿＿cm/s，压差＿＿＿mmHg；主动脉瓣下舒张期探及少/中/大量反流信号；二尖瓣上收缩期探及少/中/大量反流信号；三尖瓣上收缩期探及少/中/大量反流信号。

【超声提示】

主动脉无冠窦瘤破裂，破入右房。

主动脉无冠窦向右房连续性分流。

左室功能正常。

肺动脉压正常/肺动脉压增高（轻/中/重度）。

主动脉瓣反流（轻/中/重度）、二尖瓣反流（轻/中/重度）、三尖瓣反流（轻/中/重度）。

（5）急性肺栓塞

超声测量：见常规测量。

附加测量：下腔静脉肝后段内径＿＿＿mm、下腔静脉塌陷指数（IVC-CI）＿＿＿%；急性肺栓塞典型超声征象（Tes）MoConnell sign（阴性/阳性）、"60/60征"（阴性/阳性）、右心血栓（无/有）、舒张末RV/LV=

_____。

二维及M型检查：右房室腔增大，左室受压变小，左房大小正常范围，主动脉内径正常，主肺动脉或左、右肺动脉增宽，下腔静脉内径增宽，塌陷率<50%，室间隔略向左室偏移，室间隔及左室壁厚度正常。房、室间隔连续完整。各瓣膜形态结构及启闭运动未见异常/二、三尖瓣及主动脉瓣形态结构正常，开放正常，闭合欠佳/不良/不拢。心包腔未见异常。

多普勒检查：心内各部未探及明显异常血流信号。主动脉瓣下舒张期探及少/中/大量反流信号；二尖瓣上收缩期探及少/中/大量反流信号；三尖瓣上收缩期探及少/中/大量反流信号。

【超声提示】

结合病史，心脏改变符合急性肺栓塞：

右心扩大。

右房血栓（有/无）。

右室壁增厚。

肺动脉及下腔静脉内径增宽。

三尖瓣功能性关闭不全（轻/中/重度）。

肺动脉压增高（轻/中/重度）。

右室收缩功能正常/减低。

左室功能正常。

心内各部彩色血流未见异常/主动脉瓣反流（轻/中/重度）、二尖瓣反流（轻/中/重度）、三尖瓣反流（轻/中/重度）。

（6）冠状动脉瘘

超声测量：见常规测量。

二维及M型检查：左/右室增大，余房室腔大小正常，左/右侧冠状动脉增宽，主动脉及肺动脉内径正常，室间隔及左、右室壁厚度正常，运动协调一致，收缩幅度正常。房、室间隔连续完整。二、三尖瓣及主动脉瓣形态结构正常，开放正常，闭合欠佳/不良/不拢。心包腔未见异常。

多普勒检查：心肌间探及环形绕行血流信号，于左/右室探及异常血流汇入，流速约_____cm/s，压差_____mmHg；主动脉瓣下舒张期探及少/中/大量反流信号；二尖瓣上收缩期探及少/中/大量反流信号；三尖瓣上收缩期探及少/中/大量反流信号。

【超声提示】

冠状动脉瘘多考虑。

左室功能正常。

肺动脉压正常/肺动脉压增高（轻/中/重度）。

主动脉瓣反流（轻/中/重度）、二尖瓣反流（轻/中/重度）、三尖瓣反流（轻/中/重度）。

（7）永存左上腔静脉

超声测量：见常规测量。

附加测量：冠状静脉窦内径约_____mm。

二维及M型检查：各房室腔大小正常，主动脉及肺动脉内径正常，室间隔及左、右室壁厚度正常，运动协调一致，收缩幅度正常。房、室间隔连续完整。二、三尖瓣及主动脉瓣形态结构正常，开放正常，闭合欠佳/不良/不拢。心包腔未见异常。冠状静脉窦扩张，胸骨上窝探及左侧上腔静脉汇入冠状静脉窦。

多普勒检查：降主动脉左侧探及异常血流束汇入冠状静脉窦；主动脉瓣下舒张期探及少/中/大量反流信号；二尖瓣上收缩期探及少/中/大量反流信号；三尖瓣上收缩期探及少/中/大量反流信号。

【超声提示】

冠状静脉窦扩张-永存左上腔静脉。

左室功能正常。

肺动脉压正常/肺动脉压增高（轻/中/重度）。

主动脉瓣反流（轻/中/重度）、二尖瓣反流（轻/中/重度）、三尖瓣反流（轻/中/重度）。

7. 心腔占位

（1）左房黏液瘤/左房血栓形成

超声测量：见常规测量。

二维及M型检查：左房略大，房间隔中部左房面探及大小约_____mm×_____mm高回声，随心动周期来回摆动，舒张期经二尖瓣口进入左室，收缩期进入左房，基底部宽约_____mm，距二尖瓣环约_____mm，余房室腔大小正常范围，房室腔内未见异常回声显示/左房略大，左房内探及大小范围约＿＿mm×＿＿mm的高/低回声，不随心动周期活动。主动脉及肺动脉内径正常。房、室间隔连续完整。室间隔及左、右室壁厚度正常，左室运动协调一致，运动幅度正常。各瓣膜形态结构及启闭运动未见异常/二、三尖瓣及主动脉瓣形态结构正常，开放好，闭合欠佳/不良/不拢。心包腔未见异常。

多普勒检查：心内各部未探及明显异常血流信号。主动脉瓣下舒张期探及少/中/大量反流信号；二尖瓣上收缩期探及少/中/大量反流信号；三尖瓣上收缩期探及少/中/大量反流信号。

【超声提示】

左房内高回声，黏液瘤多考虑/左房内高（低）回声，血栓形成多考虑。

左室功能正常。

肺动脉压正常/肺动脉压增高（轻/中/重度）。

心内各部彩色血流未见异常/主动脉瓣反流（轻/中/重度）、二尖瓣反流（轻/中/重度）、三尖瓣反流（轻/中/重度）。

（2）心腔内转移瘤

超声测量：见常规测量。

二维及M型检查：患者有其他脏器肿瘤病史，各房室腔大小范围正常，左房侧壁/后壁探及范围约＿＿mm×＿＿mm低回声，活动度差，基底部宽约＿＿mm。主动脉及肺动脉内径正常。房、室间隔连续完整。室间隔及左、右室壁厚度正常，左室运动协调一致，运动幅度正常。各瓣膜形态结构及启闭运动未见异常/二、三尖瓣及主动脉瓣形态结构正常，开放好，闭合欠佳/不良/不拢。心包腔未见异常。

多普勒检查：心内各部未探及明显异常血流信号。主动脉瓣下舒张期探及少/中/大量反流信号；二尖瓣上收缩期探及少/中/大量反流信号；三尖瓣上收缩期探及少/中/大量反流信号。

【超声提示】

结合病史，左房内低回声，转移瘤多考虑。

左室功能正常。

肺动脉压正常/肺动脉压增高（轻/中/重度）。

心内各部彩色血流未见异常/主动脉瓣反流（轻/中/重度）、二尖瓣反流（轻/中/重度）、三尖瓣反流（轻/中/重度）。

8.心包积液

超声测量：见常规测量。

二维及M型检查：各房室腔大小范围正常，主动脉及肺动脉内径正常，室间隔及左、右室壁厚度正常，各室壁运动协调一致，运动幅度正常。房、室间隔连续完整。各瓣膜形态结构正常，启闭运动未见异常。心包腔内探及少/中/大量液性暗区，心脏呈"摆动征"或"蛙泳征"，舒张期/收缩期（S/D）左室后壁宽约_____mm，左室侧壁宽约_____mm，右房顶宽约_____mm，右室膈面宽约_____mm。

多普勒检查：心内各部未探及明显异常血流信号。主动脉瓣下舒张期探及少/中/大量反流信号；二尖瓣上收缩期探及少/中/大量反流信号；三尖瓣上收缩期探及少/中/大量反流信号。

【超声提示】

心包积液（少/中/大量）。

左室功能正常。

肺动脉压正常/肺动脉压增高（轻/中/重度）。

心内各部彩色血流未见异常/主动脉瓣反流（轻/中/重度）、二尖瓣反流（轻/中/重度）、三尖瓣反流（轻/中/重度）。

（二）经食道超声心动图检查

1.左心耳检查

超声测量（TEE）：见经胸超声心动图检查常规测量。

附加测量：左心耳功能参数 LAA-EF_____%、LAA-PEV_____cm/s、LAA-WMA_____cm/s。

二维及M型检查（TEE）：双房增大，双心室大小正常范围，腔内未见异常回声。左心耳口：椭圆形/圆形/不规则形，左心耳形态呈"鸡翅形"/"风向袋形"/"菜花形"/"仙人掌形"，左心耳大小（基底部最大直径、深度）：0°（＿＿mm、＿＿mm）、45°（＿＿mm、＿＿mm）、90°（＿＿mm、＿＿mm）、135°（＿＿mm、＿＿mm），左心耳呈两个分叶，梳状肌排列整齐，其间未探及明显异常回声，左心耳腔内透声好，呈无回声/左心耳腔内透声差，可见流动的漩涡样稀疏的"云雾影"/左心耳腔内透声差，可见流动的漩涡样浓密的"云雾影"/左心耳腔内透声差，可见黏滞的有沉积倾向的"泥浆样"低回声流动。主动脉及肺动脉内径正常范围。室间隔及左、右室壁厚度正常，室壁运动协调一致/节律不等，运动幅度正常。房、室间隔连续完整。各瓣膜形态结构及启闭运动未见异常/二、三尖瓣及主动脉瓣形态结构正常，开放正常，闭合欠佳/不良/不拢。心包腔未见异常。（注：左心耳基底部最大直径为左心耳壁左旋支起始水平与左上肺静脉延长嵴以下2.0 cm的距离；左心耳深度为左心耳基底部最大直径中点与左心耳尖部间的距离）

多普勒检查：二尖瓣口舒张期正向血流频谱示E-E间距不等，频谱形态不规则；心内各部未探及明显异常血流信号。主动脉瓣下舒张期探及少/中/大量反流信号；二尖瓣上收缩期探及少/中/大量反流信号；三尖瓣上收缩期探及少/中/大量反流信号。

【超声提示】

经食道超声心动图检查：

左心耳内未见明显异常/左心耳内血栓形成/左心耳内自发显影（SEC 1+/2+/3+）/左心耳血流淤滞（Sludge）。

左心耳收缩功能正常/减低。

双房增大。

左室收缩功能正常。

肺动脉压正常/肺动脉压增高（轻/中/重度）。

心内各部彩色血流未见异常/主动脉瓣反流（轻/中/重度）、二尖瓣反流（轻/中/重度）、三尖瓣反流（轻/中/重度）。

2. 左心耳封堵术后

超声测量：见经胸超声心动图检查常规测量。

二维及M型检查：各房室腔大小正常/双房增大，双心室大小范围正常，腔内未见异常回声。左心耳内见封堵器回声，位置正常，与周围组织贴合紧密，露肩比例合适。主动脉及肺动脉内径正常。室间隔及左、右室壁厚度正常，室壁运动协调一致/节律不等，运动幅度正常。房间隔中部卵圆窝处可见_____mm的连续中断（考虑房间隔穿刺所致），室间隔连续完整。各瓣膜形态结构及启闭运动未见异常/二、三尖瓣及主动脉瓣形态结构正常，开放正常，闭合欠佳/不良/不拢。心包腔未见异常。

多普勒检查：左心耳封堵器内侧未见血流信号/可见宽约_____mm的红蓝相间彩色血流束；二尖瓣口舒张期正向血流频谱示E-E间距不等，频谱形态不规则；主动脉瓣下舒张期探及少/中/大量反流信号；二尖瓣上收缩期探及少/中/大量反流信号；三尖瓣上收缩期探及少/中/大量反流信号。

【超声提示】

经食道超声心动图检查：

左心耳封堵术后。

左心耳封堵器位置正常。

封堵器周围未见/可见少量/大量分流信号。

各房室腔大小正常/双房增大。

左室收缩功能正常。

肺动脉压正常/肺动脉压增高（轻/中/重度）。

主动脉瓣反流（轻/中/重度）、二尖瓣反流（轻/中/重度）、三尖瓣反流（轻/中/重度）。

3.卵圆孔未闭

超声测量：见经胸超声心动图检查常规测量。

二维及M型检查：各房室腔大小范围正常，主动脉及肺动脉内径正常范围，内壁光滑。室间隔及左、右室壁厚度正常，室壁运动协调一致，运动幅度正常。房间隔连续性完整/房间隔中部卵圆窝处呈"搭错样"分离，右房侧最大宽度约_____mm，左房侧最大宽度约_____mm，对合长度约_____mm。室间隔连续完整。各瓣膜形态结构及启闭运动未见异常/二、三尖瓣及主动脉瓣形态结构正常，开放正常，闭合欠佳/不良/不拢。心包腔未见异常。

多普勒检查：平静状态下，房水平探及少量低速左向右分流信号；

Valsalva实验，房水平少量低速双向分流信号；主动脉瓣下舒张期探及少/中/大量反流信号；二尖瓣上收缩期探及少/中/大量反流信号；三尖瓣上收缩期探及少/中/大量反流信号。

【超声提示】

经食道超声心动图检查：

简单型/复杂型卵圆孔未闭（细小型/漏斗型/长管型/巨大型/膨出瘤型/左房侧多出口型）。

房水平未见分流/分流（平静状态下，房水平探及少量左向右分流。Valsalva实验，房水平少量双向分流）。

左室功能正常。

肺动脉压正常/肺动脉压增高（轻/中/重度）。

主动脉瓣反流（轻/中/重度）、二尖瓣反流（轻/中/重度）、三尖瓣反流（轻/中/重度）。

附件：经食道超声心动图（TEE）知情同意书及预约须知单。

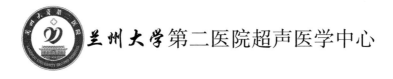

兰州大学第二医院超声医学中心

经食道超声心动图（TEE）知情同意书

患者：_____因病情需要，临床医师要求行经食道超声心动图（TEE）检查，因TEE检查存在一定风险，必须告知患者（或家属）检查中可能出现的并发症或突发意外情况，征得患者（或家属）同意后方可进行TEE检查。

检查中可能出现的常见情况如下：

1.恶心、呕吐。

2.食道及口腔黏膜出血。

3.食管穿孔。

4.心律失常。

5.心脏骤停。

6.刺激其他原有疾病的复发（如偏头疼、咽炎等）。

7.其他不可预知的突发情况。

以上情况已经给患者（或家属）详细介绍，表示理解，同意接受TEE检查，并愿意承担一切风险和后果！

患者（或家属）：

签字日期：

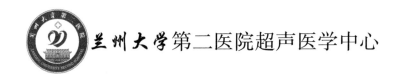

兰州大学第二医院超声医学中心

经食道超声心动图（TEE）预约须知单

患者姓名：_____　　　年龄：_____　　　性别：_____

◆　检查内容：PFO□　　　LAA□　　　赘生物□　　　人工瓣评价□　　　其他□
◆　预约及检查时间：
　　周一至周五，提前一天到住院超声2号检查室预约。
　　请您在护理人员或家属陪同下按预约时间到超声科交单候诊。
　　节假日另行安排。
◆　如有以下禁忌证，均应在检查前告知医务人员：
　　①食管静脉曲张、食管狭窄、炎症、憩室或食管癌者□；②剧烈胸痛、胸闷或剧烈咳嗽症状不能缓解者□；③有食管手术或纵隔放射治疗史者□；④严重心律失常及心衰□；⑤活动性上消化道出血□；⑥血压过高、过低者□；⑦麻醉药物过敏史□；⑧心肌梗死急性期□；⑨持续高热不退□；⑩哮喘□。
◆　TEE属于侵入性检查，有一定的术后并发症，主要包括：
　　①黏膜麻醉剂过敏反应；②咽部黏膜损伤、血痰；③恶心、呕吐、呛咳，有时口腔内容物误吸入气管导致窒息；④一过性的心律失常（如室性心动过速、心室纤颤、心室停搏等）；⑤食管穿孔、出血或局部血肿；⑥其他意外，如：心肌梗死、急性心力衰竭、休克或主动脉夹层破裂大出血等；⑦其他不可预知的意外情况或并发症突然发生。
◆　检查前准备：空腹（禁食、水6～8小时）
　　①携带病毒四项化验单；②携带两种药品（盐酸奥布卡因凝胶、盐酸达克罗宁胶浆）。
※注：检查结束后2小时内勿进食、饮水，2小时后可进温凉半流质食物。
　　有禁忌证的患者强烈要求检查时，请临床大夫陪同。

甘肃省超声报告模板

三 妇产超声

（一）妇科

1. 经腹部/阴道正常子宫、附件

【超声描述】

经腹部检查，膀胱充盈良好/经阴道检查，子宫前位（水平位、后位），子宫大小约____cm/mm×____cm/mm×____cm/mm，形态轮廓正常；肌层回声均匀，未见明显占位病变；内膜厚约____cm/mm，居中，回声均匀。CDFI：肌层内血流信号分布未见明显异常；宫颈厚度____cm/mm，未见明显占位病变。

左/右卵巢大小约____cm/mm×____cm/mm，未见明显占位病变。

【超声提示】

子宫及双附件区未见明显异常。

2. 子宫全切/次全切术后

【超声描述】

子宫全切/次全切术后，经腹壁检查，膀胱充盈良好/经阴道检查，子宫、双附件未显示/残余宫颈大小约____cm/mm×____cm/mm，盆腔/余盆腔未见占位病变，未见游离液体。

【超声提示】

符合子宫（双附件全切/次全切）术后改变。

3.宫颈纳氏囊肿

【超声描述】

经腹壁检查，膀胱充盈良好/经阴道检查，子宫前位（水平位、后位），子宫大小约_____cm/mm×_____cm/mm×_____cm/mm，形态轮廓正常；肌层回声均匀，未见明显占位病变；内膜厚约_____cm/mm，居中，回声均匀。CDFI：肌层内血流信号分布未见明显异常；宫颈厚度_____cm/mm，宫颈回声不均匀，宫颈可见一（多）个无回声，较大者直径_____cm/mm，外形规则，边界清，透声好（差）。

【超声提示】

宫颈多发纳氏囊肿。

4.宫内节育器

【超声描述】

宫内节育器上缘距宫底浆膜层_____cm/mm，位置正常/下移/接近宫颈内口，已达宫颈内口。

【超声提示】

宫内节育器位置正常/下移。

5.宫内占位

【超声描述】

经腹壁检查，膀胱充盈良好/经阴道检查，子宫前位（水平位、后位），子宫大小约_____cm/mm×_____cm/mm×_____cm/mm，形态轮廓正常；肌层回声均匀，未见明显占位病变；宫腔内（宫颈管内、宫腔及宫颈管内）可见一（两、多）个不均质（强、等、低）回声，大小（较大的）约_____cm/mm×_____cm/mm。CDFI：内部（或周边）探及（未探及）彩色血流信号。RI_____（宫颈厚度_____cm/mm，未见明显占位病变）。

【超声提示】

宫腔内/宫颈管内/宫腔及宫颈管内不均质占位病变，性质待定（子宫内膜息肉多考虑）。

6. 子宫肌瘤

【超声描述】

经腹壁检查，膀胱充盈良好/经阴道检查，子宫前位（水平位、后位），大小约_____cm/mm×_____cm/mm×_____cm/mm，形态失常（正常、欠光整），轮廓不规则（规则）；前壁/后壁/宫体/宫颈、宫腔内、肌层可见（一个、两个、多个）的低（高/混合）回声，大小（不等、最大约_____cm/mm×_____cm/mm），形状呈圆形（椭圆形、结节状），内部为（低、等、强、混合）回声，分布均（欠均、不均），边界清楚（不清、模糊、可见低回声晕圈）。CDFI：肿块内部（周边）探及彩色血流信号。RI_____，内膜线居中（前移、后移、变形），厚约_____cm/mm，光整（尚光整、欠光整、略欠光整）。

双（左、右）侧附件（卵巢）未见明显占位病变（显示不清、未见显示）。

【超声提示】

子宫大小正常（增大），超声所见考虑子宫肌瘤（多发性子宫肌瘤）。

双侧附件（卵巢）未见明显占位病变。

7. 子宫腺肌症

【超声描述】

经腹壁检查，膀胱充盈良好/经阴道检查，子宫前位（水平位、后位）形态失常，体积增大（不大、球样增大、稍大）；子宫大小约_____cm/mm×_____cm/mm×_____cm/mm，（前壁、后壁、宫底、宫体）肌层回声不均匀，可见细小的增强回声区与低回声区交织混杂（肌壁内可见散在分布的小暗区、光点粗糙、强弱不一）。CDFI：肌壁间血流信号增多。RI_____；内膜线居中（前移、后移、变形），厚约_____cm/mm，光整（尚光整、欠光整、略欠光整、团块状）。

【超声提示】

子宫增大，超声所见结合临床多考虑子宫腺肌症。

8.子宫腺肌瘤

【超声描述】

经腹壁检查，膀胱充盈良好/经阴道检查，子宫前位（水平位、后位），子宫大小约＿＿cm/mm×＿＿cm/mm×＿＿cm/mm，宫内（前壁、后壁、宫底、宫体）肌层回声不均，其内可见一个（多个），大小不等（最大约＿＿cm/mm×＿＿cm/mm）的低回声，形状呈圆形（椭圆形），内部为（稍强回声、稍低回声、强弱不一回声、见细小的增强回声区与低回声区交织混杂），分布不均质，边界（欠清楚、不清楚），后方回声无变化（衰减不明显）。CDFI：低回声周边（实性部分）可见血流信号。RI＿＿。内膜线居中（前移、后移、变形），厚约＿＿cm/mm，光整（尚光整、欠光整、略欠光整、团块状）。

【超声提示】

子宫增大，结合临床多考虑子宫腺肌瘤。

9.子宫内膜异常

【超声描述】

经腹壁检查，膀胱充盈良好/经阴道检查，子宫前位（水平位、后位），子宫大小约＿＿cm/mm×＿＿cm/mm×＿＿cm/mm，形态轮廓正常；内膜回声分布不均匀，内膜不均匀增厚约＿＿cm/mm，边缘毛糙并向下蔓延；内膜局部增厚，呈团块状约＿＿cm/mm×＿＿cm/mm；宫腔分离，暗区内有团块状回声约＿＿cm/mm×＿＿cm/mm；宫腔回声紊乱，内有粗糙不齐的点状团块回声，约＿＿cm/mm×＿＿cm/mm；宫体宫腔辨别困难，仅见多个小低回声区及不规则回声增强区，约＿＿cm/mm×＿＿cm/mm。

【超声提示】

子宫（内膜不均匀性增厚；内膜局限增厚；腔内异常实质性回声；内实质性占位病变），性质待定。

10.卵巢囊肿

【超声描述】

于（左、右）卵巢内可见大小为＿＿cm/mm×＿＿cm/mm的无回声，边界清晰，壁薄光滑，内部透声好。CDFI：于囊壁上（未）探及明显血流信号。RI____。

【超声提示】

左/右侧卵巢囊肿（GI-RADS 2类）。

11. 卵巢巧克力囊肿

【超声描述】

于（左、右）卵巢内可见大小为____cm/mm×____cm/mm的无回声，边界清晰，囊壁增厚，厚____cm/mm，内部透声差（好），其内充满均匀细密点状回声（囊内底部点状回声沉积，上方伴无回声区）。CDFI：于囊壁上见（未探及）彩色血流信号。RI____。

【超声提示】

左/右侧卵巢内囊性包块（GI-RADS 3类）。

12. 卵巢囊实性肿瘤

【超声描述】

于（左、右）卵巢可见大小____cm/mm×____cm/mm的混合回声，形状呈圆（不规则）形，边界（不）清晰，内部回声不均，可探及多发强（等、低）回声实性结构（内壁可探及多发乳头状突起）。CDFI：肿块周边（实性部分）可见血流信号。RI____。

【超声提示】

左/右侧卵巢混合回声病灶（GI-RADS 4类）。

13. 卵巢实性肿瘤

【超声描述】

于（左、右）侧附件区可见大小____cm/mm×____cm/mm的低回声（混合回声、高回声），形状呈圆（不规则）形，边界（不）清晰，内部回声均匀（不均匀）。CDFI：其周边（或内部）可见血流信号。RI____。

【超声提示】

左/右侧附件区低回声（混合回声、高回声）病灶（GI-RADS 3/4类）。

14.附件区肿物 GI-RADS 分类

GI-RADS 1 类：未发现明显阳性附件区肿块，即附件正常。

GI-RADS 2 类：良性可能性大，为生理性组织（卵泡囊肿、黄体囊肿、出血性囊肿）。

GI-RADS 3 类：可能良性囊肿/良性赘生性附件肿块（卵巢良性肿瘤及卵巢子宫内膜异位囊肿、单纯性囊肿、卵巢冠囊肿、输卵管积水、盆腔包裹性积液、盆腔脓肿等）。

GI-RADS 4 类：可疑恶性肿块、除外 2~3 类病变，具有以下 1~2 个恶性表现者。

GI-RADS 5 类：恶性肿块可能性大，肿瘤中有 3~5 个恶性表现者。（肿瘤恶性表现：大乳头状突起、厚壁分隔、内部血流较丰富、实性区较明显、合并腹水、阻力指数 RI<0.5）

15.多囊卵巢

【超声描述】

双侧卵巢包膜略增厚，左卵巢大小约_____cm/mm×_____cm/mm，一个切面卵泡数≥10 个，卵泡直径均≤1 cm/10 mm；右卵巢大小约_____cm/mm×_____cm/mm，一个切面卵泡数≥10 个，卵泡直径均≤1 cm/10 mm。

【超声提示】

双侧卵巢呈多囊样改变。

16.生殖道畸形

（1）弓形子宫

【超声描述】

经腹壁检查，膀胱充盈良好/经阴道检查，子宫外部轮廓正常，横切面宫底可见两个宫腔内膜回声。向下扫查时，两个内膜回声相连，双侧宫角内膜顶点与宫腔底部最低点连线的夹角为钝角；宫腔底部略凹陷，深度<1 cm/10 mm。

【超声提示】

子宫发育异常，考虑弓形子宫。

（2）纵隔子宫

【超声描述】

经腹壁检查，膀胱充盈良好/经阴道检查，子宫外部轮廓正常，宫底横径增宽。横切面宫底可见2个宫腔内膜回声，宫体中央部见一低回声带向下延伸达到（未达到）宫颈，低回声带宽约_____cm/mm。

【超声提示】

子宫发育异常，考虑完全（不完全）纵隔子宫。

（3）双角子宫

【超声描述】

经腹壁检查，膀胱充盈良好/经阴道检查，子宫外形异常，上段分开，下段仍为一体。横切面宫底可见两个分开的宫角，宫底浆膜层凹陷呈"Y"形，凹陷深度_____cm/mm，子宫内膜呈"Y"形，宫体下段及宫颈未见明显异常。

【超声提示】

子宫发育异常，考虑双角子宫。

（4）双子宫双阴道

【超声描述】

经腹壁检查，膀胱充盈良好/经阴道检查，盆腔探查可见两个子宫图像，大小分别为左侧_____cm/mm×_____cm/mm×_____cm/mm、右侧_____cm/mm×_____cm/mm×_____cm/mm。横切面宫体部横径增宽，可见两个宫腔内膜回声，左侧子宫内膜厚约_____cm/mm，右侧子宫内膜厚约_____cm/mm。宫颈部呈哑铃状，两（单）宫颈声像，并可见两（单）条阴道气体线。

【超声提示】

子宫发育异常，考虑双子宫、双阴道。

（5）先天性无子宫无阴道

【超声描述】

经腹壁检查，膀胱充盈良好/经阴道检查，盆腔超声探查，未见子宫形态轮廓。

两侧卵巢显示正常（未显示）。

【超声提示】

考虑先天性无子宫。

（6）单角子宫

【超声描述】

经腹壁检查，膀胱充盈良好/经阴道检查，子宫大小约_____cm/mm×_____cm/mm×_____cm/mm，位置（偏左、偏右），形态失常，呈梭形，体积略小（稍小、尚正常），宫底部肌壁较薄，子宫内膜呈管状，向（左、右）侧宫角延伸。

【超声提示】

子宫发育异常，考虑单角子宫。

（7）残角子宫

【超声描述】

经腹壁检查，膀胱充盈良好/经阴道检查，子宫大小约_____cm/mm×_____cm/mm×_____cm/mm，位置（偏左、偏右），形态失常，呈梭形，体积略小（稍小、尚正常），宫底部肌壁较薄，子宫内膜呈柱状，另于子宫（左、右）侧见一等回声团块，团块大小_____cm/mm×_____cm/mm。

【超声提示】

子宫发育异常，考虑残角子宫。

（8）始基子宫

【超声描述】

经腹壁检查，膀胱充盈良好/经阴道检查，子宫大小约_____cm/mm×_____cm/mm×_____cm/mm，体积极小，未见子宫内膜回声，两侧卵巢显示正常。

【超声提示】

子宫极小，考虑始基子宫。

（9）幼稚子宫

【超声描述】

经腹壁检查，膀胱充盈良好/经阴道检查，子宫大小约_____cm/mm×_____cm/mm×_____cm/mm，形态尚正常，体积较小，内膜线居中，宫颈相对较长，约_____cm/mm，宫体和宫颈之比小于<1/＝1/>1。

【超声提示】

子宫较小，考虑幼稚子宫（子宫发育不良，前后径＜2 cm。）

（10）处女膜闭锁

【超声描述】

经腹壁检查，膀胱充盈良好，子宫呈前位（水平位、后位），子宫大小约____cm/mm×____cm/mm×____cm/mm，形态正常，子宫内膜居中（宫腔分离扩张，内呈液性暗区），宫颈/阴道（显著扩张，内为无回声暗区，并含密集的点状回声），呈（长圆形、椭圆形、长蒂状），囊样改变，大小约____cm/mm×____cm/mm。

【超声提示】

考虑处女膜闭锁（阴道积血，阴道宫腔积血）。

17.葡萄胎

（1）完全性葡萄胎

【超声描述】

经腹壁检查，膀胱充盈良好/经阴道检查，子宫大小约____cm/mm×____cm/mm×____cm/mm，体积增大，大于孕周，宫腔内未见典型胎儿及其附属物，呈弥漫性分布的蜂窝状暗区。CDFI：内见丰富血流信号。RI____。

左/右侧附件处可见（一个大小约____cm/mm×____cm/mm，大小分别约____cm/mm×____cm/mm 和____cm/mm×____cm/mm）的囊性包块，边界清，壁薄光整，内透声好（内可见分隔），后方回声增强。

【超声提示】

子宫超声所见，多考虑葡萄胎。

左/右侧附件囊性占位，多考虑黄素囊肿。

（2）部分性葡萄胎

【超声描述】

经腹壁检查，膀胱充盈良好/经阴道检查，子宫大小约____cm/mm×____cm/mm×____cm/mm，体积增大，大于孕周，宫腔内可见/未见胎儿及其附属物，另外在宫腔内可见范围约____cm/mm×____cm/mm 的蜂窝状暗区。CDFI：内见血流信号。RI____。

左侧附件处可见（一个大小约_____cm/mm×_____cm/mm，大小分别约_____cm/mm×_____cm/mm 和_____cm/mm×_____cm/mm）的无回声，边界清，壁薄光整，内透声好（内可见分隔），后方回声增强。

【超声提示】

子宫增大，结合临床考虑部分性葡萄胎。

左/右侧附件囊性占位，多考虑黄素囊肿。

（3）侵蚀性葡萄胎

【超声描述】

经腹壁检查，膀胱充盈良好/经阴道检查，子宫大小约_____cm/mm×_____cm/mm×_____cm/mm，形态失常，轮廓不规则，体积增大，宫内回声不均匀，子宫肌壁可见弥漫性分布的蜂窝状暗区，范围广泛，宫腔线显示不清，未见胎儿。CDFI：肌壁间暗区内见丰富血流信号。RI_____。

【超声提示】

子宫超声所见，结合临床考虑侵蚀性葡萄胎。

18.输卵管妊娠

（1）输卵管妊娠（未破裂）

【超声描述】

经腹壁检查，膀胱充盈良好/经阴道检查，子宫大小约_____cm/mm×_____cm/mm，体积稍增大，子宫内膜厚_____cm/mm，宫腔内未见妊娠囊结构。

双侧卵巢大小及形态正常，左（右）侧卵巢旁（附件区）可见一妊娠囊环状高回声，大小_____cm/mm×_____cm/mm×_____cm/mm，壁厚_____cm/mm。CDFI：周边可见环状血流信号，妊娠囊内可（未）见卵黄囊，内可见（未见）胚芽，顶臀长_____cm/mm，可见（未见）胎血管搏动。

【超声提示】

左/右侧附件区异常所见，考虑输卵管妊娠。

（2）输卵管妊娠（破裂）

【超声描述】

经腹壁检查，膀胱充盈良好/经阴道检查，子宫大小约_____cm/mm×_____cm/mm，体积稍增大，子宫内膜厚_____cm/mm，宫腔内未见妊娠囊结构。

双侧卵巢大小及形态正常，左（右）侧卵巢旁（附件区）可见一形态不规则混合回声，大小_____cm/mm×_____cm/mm×_____cm/mm，边界不清，内部回声紊乱。CDFI：其内未见明显（稀疏）血流信号，周边见不规则液性暗区，内见细密点状回声（呈云雾样回声），范围约_____cm/mm×_____cm/mm。

子宫直肠凹陷探及深约_____cm/mm的液性暗区，内透声欠佳。

【超声提示】

左/右侧附件区异常所见，考虑输卵管妊娠破裂。

19. 宫角妊娠

【超声描述】

经腹壁检查，膀胱充盈良好/经阴道检查，子宫前位（水平位、后位），子宫大小约_____cm/mm×_____cm/mm×_____cm/mm，形态轮廓正常，肌层回声均匀，妊娠囊位于左（右）侧宫角，大小约_____cm/mm，内可见（未见）卵黄囊回声，可见（未见）胚芽组织，妊娠囊部分位于宫腔，部分被宫角肌层包绕，宫角最薄处肌层厚度_____cm/mm，宫角明显（略）外凸。CDFI：妊娠囊周围可见血流信号环绕。

【超声提示】

妊娠囊位置异常，考虑宫角妊娠。

20. 瘢痕妊娠

【超声描述】

经腹壁检查，膀胱充盈良好/经阴道检查，子宫大小_____cm/mm×_____cm/mm×_____cm/mm，形态正常（失常、呈纺锤形），子宫前壁下端瘢痕处可见妊娠囊结构，妊娠囊大小_____cm/mm×_____cm/mm×_____cm/mm，妊娠囊部分（大部分）位于宫腔内（妊娠囊完全位于子宫瘢痕处肌层并向膀胱方向外凸），子宫前壁下段瘢痕处肌层变薄，厚约_____cm/mm。CDFI：瘢痕处见丰富血流信号。RI_____。

【超声提示】

妊娠囊位置异常，考虑瘢痕妊娠。

21. 输卵管积液

【超声描述】

双侧卵巢大小及形态正常，左侧（右侧）附件区可见一不规则无回声，呈腊肠样（曲颈瓶状、粗管状）改变，范围约_____cm/mm×_____cm/mm，囊壁厚薄不均匀，内可见不完整分隔，边界尚清，内透声好（差、充满点状回声）；右侧（左侧）附件区未见明显异常。

【超声提示】

左/右侧附件区异常回声，考虑为输卵管积液（积脓）。

（二）产科

1. 早孕

（1）宫内无回声

【超声描述】

经腹壁检查，膀胱充盈良好/经阴道检查，子宫前位（后位、水平位），体积略增大，形态正常，被膜光滑，肌层回声均匀，宫腔内探及大小约_____cm/mm×_____cm/mm×_____cm/mm的孕囊样无回声图像，内未见确切胚芽组织及卵黄囊图像，无回声周围未见液性暗区显示。

双侧附件区未见异常图像。

子宫直肠凹陷未见液性暗区。

【超声提示】

停经_____天，宫内无回声，建议复查。

双侧附件区未见明显异常。

（2）宫内早孕

【超声描述】

经腹壁检查，膀胱充盈良好/经阴道检查，子宫前位（后位、水平位），体积略增大，形态正常，被膜光滑，肌层回声均匀，宫腔内探及大小约＿＿cm/mm×＿＿cm/mm×＿＿cm/mm 的孕囊图像，内见卵黄囊回声，内见胎芽组织（内未见胚芽组织），长约＿＿cm/mm，原始心管搏动规律，孕囊周围未见液性暗区显示。

双侧附件区未见异常图像显示。

子宫直肠凹陷未见液性暗区。

【超声提示】

宫内早孕。

双侧附件区未见明显异常。

（3）宫内早孕，胚胎停育

【超声描述】

经腹壁检查，膀胱充盈良好/经阴道检查，子宫前位（后位、水平位），体积略增大，形态正常。超声表现：被膜光滑，肌层回声均匀，宫腔内探及大小约＿＿cm/mm×＿＿cm/mm×＿＿cm/mm 的孕囊图像，内见卵黄囊回声，内见胎芽组织（内未见胚芽组织），长约＿＿cm/mm，未见明确原始心管搏动，孕囊周围未见液性暗区显示。

双侧附件区未见异常图像显示。

子宫直肠凹陷未见液性暗区。

【超声提示】

宫内早孕，胚胎停育多考虑。

双侧附件区未见明显异常。

（4）宫内早孕（10～11 W+6 d）

【超声描述】

经腹壁检查，膀胱充盈良好/经阴道检查，子宫前位（后位、水平位），体积略增大，形态正常，被膜光滑，肌层回声均匀，宫腔内探及大小约＿＿cm/mm×＿＿cm/mm×＿＿cm/mm 的孕囊图像，内见卵黄囊回声，直径约＿＿cm/mm，可见头臀长约＿＿cm/mm 的胎儿回声，原始心管搏动规律，孕囊周围未见液性暗区显示。

双侧附件区未见异常图像显示。

子宫直肠凹陷未见液性暗区。

【超声提示】

宫内早孕。

双侧附件区未见明显异常。

2.NT

（1）NT（单胎）

①头臀长：45～60 mm。

【超声描述】

宫腔内可见一胎儿图像，头臀长_____cm/mm，脑中线居中，鼻骨可见，NT_____cm/mm，胎儿心率_____次/分，胎动可见，静脉导管频谱形态正常，胎盘位于子宫_____壁，羊水最大深度_____cm/mm，羊水透声好。

【超声提示】

宫内妊娠，单活胎。

②头臀长：60～70 mm。

【超声描述】

宫腔内可见一胎儿图像，头臀长_____cm/mm，双顶径_____cm/mm，脑中线居中，鼻骨可见，NT_____cm/mm，胎儿心率_____次/分，胎动可见，静脉导管频谱形态正常，胎盘位于子宫_____壁，羊水最大深度_____cm/mm，羊水透声好。

【超声提示】

宫内妊娠，单活胎。

③头臀长：70～84 mm。

【超声描述】

宫腔内可见一胎儿图像，头臀长_____cm/mm，双顶径_____cm/mm，股骨_____cm/mm，脑中线居中，鼻骨可见，NT_____cm/mm，胎儿心率_____次/分，胎动可见，静脉导管频谱形态正常，胎盘位于子宫_____壁，羊水最大深度_____cm/mm，羊水透声好。

【超声提示】

宫内妊娠，单活胎。

（2）NT（双胎）

①头臀长：45～60 mm。

【超声描述】

宫腔内可见两个胎儿图像，双胎间可见"λ"／"T"型分隔，胎儿1

位于_____，胎儿2位于_____。

胎儿1/胎儿2：头臀长_____/_____cm/mm，脑中线居中，鼻骨可见，NT_____/_____cm/mm，胎儿心率_____/_____次/分，胎动可见，静脉导管频谱形态正常。胎盘位于子宫_____壁，羊水最大深度_____/_____cm/mm，羊水透声好。

【超声提示】

宫内妊娠，双活胎（双绒双羊/单绒双羊）。

②头臀长：60～70 mm。

【超声描述】

宫腔内可见两个胎儿图像，双胎间可见"λ"/"T"型分隔，胎儿1位于_____，胎儿2位于_____。

胎儿1/胎儿2：头臀长_____/_____cm/mm，双顶径_____/_____cm/mm，脑中线居中，鼻骨可见，NT_____/_____cm/mm，胎儿心率_____/_____次/分，胎动可见，静脉导管频谱形态正常，胎盘位于子宫_____壁，羊水最大深度_____cm/mm，羊水透声好。

【超声提示】

宫内妊娠，双活胎（双绒双羊/单绒双羊）。

③头臀长：70～84 mm。

【超声描述】

宫腔内可见两个胎儿图像，双胎间可见"λ"/"T"型分隔，胎儿1位于_____，胎儿2位于_____。

胎儿1/胎儿2：头臀长_____/_____cm/mm，双顶径_____/_____cm/mm，股骨_____/_____cm/mm，脑中线居中，鼻骨可见，NT_____/_____cm/mm，胎儿心率_____/_____次/分，胎动可见，静脉导管频谱形态正常，胎盘位于子宫_____/_____壁，羊水最大深度_____/_____cm/mm，羊水透声好。

【超声提示】

宫内妊娠，双活胎（双绒双羊/单绒双羊）。

3.NF

（1）NF（单胎）

【超声描述】

宫腔内可见一胎儿图像，双顶径_____cm/mm，头围_____cm/mm，腹围

_____cm/mm，股骨长_____cm/mm，脑中线居中，鼻骨可见，NF_____cm/mm，心脏可见，胎儿心率_____次/分，胎动可见，静脉导管频谱形态正常，胎盘位于子宫_____壁，羊水最大深度_____cm/mm，羊水透声好。

【超声提示】

宫内妊娠，单活胎，胎盘0级。

（2）NF（双胎）

【超声描述】

宫腔内可见两个胎儿图像，双胎间可见"λ"/"T"型分隔，胎儿1位于_____，胎儿2位于_____。

胎儿1/胎儿2：双顶径_____/_____cm/mm，头围_____/_____cm/mm，腹围_____/_____cm/mm，股骨长_____/_____cm/mm，脑中线居中，鼻骨可见，NF_____/_____cm/mm，心脏可见，胎儿心率_____/_____次/分，胎动可见，静脉导管频谱形态正常，胎盘位于子宫_____/_____壁，羊水最大深度_____/_____cm/mm，羊水透声好。

【超声提示】

宫内妊娠，双活胎（双绒双羊/单绒双羊）。

4.中、晚期妊娠Ⅰ级产前超声检查报告

（1）单胎

【超声描述】

宫腔内可见一胎儿图像，胎头位于_____，双顶径_____cm/mm，头围_____cm/mm，腹围_____cm/mm，股骨长_____cm/mm，胎儿心率_____次/分，心律齐，胎动可见，羊水最大深度_____cm/mm，羊水指数_____cm/mm，羊水透声好，脐动脉S/D_____，胎盘附着于子宫_____壁，胎盘_____级，胎儿颈部皮肤未见压迹。

【超声提示】

宫内妊娠，单活胎，头位（LOA/P/T、ROA/P/T），胎盘_____级。

（2）双胎

【超声描述】

宫腔内可见两胎儿图像，两胎儿间见"λ"分隔/见"T"分隔/未见分隔。

胎儿1/胎儿2：胎头位于_____/_____，双顶径_____/_____cm/mm，头

围____/____cm/mm，腹围____/____cm/mm，股骨长____/____cm/mm，胎儿心率____/____次/分，心律齐，胎动可见，羊水最大深度____/____mm，羊水透声好，脐动脉S/D____/____，胎盘附着于子宫____/____壁，胎盘____/____级，胎儿颈部皮肤未见压迹。

【超声提示】

宫内妊娠，单/双绒毛膜单/双羊膜囊双活胎，____位/____位，胎盘____/____级。

5.中晚期妊娠Ⅱ级产前超声检查报告

（1）单胎

【超声描述】

超声测值：

双顶径____cm/mm，头围____cm/mm，腹围____cm/mm，股骨长____cm/mm，羊水最大深度____cm/mm，羊水指数____cm/mm，胎儿心率____次/分，心律齐，胎盘厚____cm/mm。

脐动脉血流：Vmax____cm/s，Vmin____cm/s，RI____，S/D____。

胎儿体重约____±____g。

检查所见：

胎位：头位。

胎儿头部：颅骨呈椭圆形强回声环，两侧大脑半球对称，脑中线居中，侧脑室无明显扩张，透明隔腔可见。丘脑可见、左右对称，小脑横切面上，小脑半球形态无明显异常，左右对称，小脑蚓部可见，后颅窝池无明显增大。

胎儿脊柱：颈、胸、腰段呈两条串珠状平行排列的强回声带排列，整齐连续，骶尾部显示不清。

胎儿心脏：四腔心切面可显示，左、右房室大小基本对称，二尖瓣和三尖瓣启闭运动可见。

胎儿腹部：胎儿肝、胃、双肾、膀胱可见，双侧肾盂未见分离。

胎儿腹壁：脐带根部未见明显包块。

胎儿四肢：显示一侧股骨并测量其长度，其余肢体部分切面显示不清。

胎儿脐带：脐动脉_____条。

胎盘：着床于_____壁，胎盘_____级；胎儿颈部皮肤未见压迹。

【超声提示】

宫内妊娠，单活胎，头位（LOA/P/T、ROA/P/T），胎盘_____级。胎儿大小相当于_____W_____d。

本次超声检查为胎儿生长超声检查，主要对胎儿大小进行评估及卫生部规定的六大类严重畸形进行筛查，只检查报告中"超声描述"的内容，没有描述的胎儿结构不在检查范围内。

上述情况以及超声所见已向女士说明，本人表示理解。

（2）双胎

【超声描述】

宫腔内可见两胎儿图像，两胎儿间见"λ"分隔/见"T"分隔/未见分隔。

超声测值：

胎儿1/胎儿2：双顶径_____/_____cm/mm，头围_____/_____cm/mm，腹围_____/_____cm/mm，股骨长_____/_____cm/mm，羊水最大深度_____/_____cm/mm，胎儿心率_____/_____次/分，心律齐，胎盘厚_____/_____cm/mm。脐动脉血流：Vmax_____/_____cm/s，Vmin_____/_____cm/s，RI_____/_____，S/D_____/_____；胎儿体重约_____±_____g/_____±_____g。

检查所见：

胎位：_____位/_____位。

胎儿头部：颅骨呈椭圆形强回声环，两侧大脑半球对称，脑中线居中，侧脑室无明显扩张，透明隔腔可见，丘脑可见、左右对称，小脑横切面上，小脑半球形态无明显异常，左右对称，小脑蚓部可见，后颅窝池无明显增大。

胎儿脊柱：颈、胸、腰段呈两条串珠状平行排列的强回声带排列，整齐连续，骶尾部显示不清。

胎儿心脏：四腔心切面可显示，左、右房室大小基本对称，二尖瓣和三尖瓣启闭运动可见。

胎儿腹部：胎儿肝、胃、双肾、膀胱可见，双侧肾盂未见分离。

胎儿腹壁脐带根部未见明显包块。

胎儿四肢：显示一侧股骨并测量其长度，其余肢体部分切面显示不清。

胎儿脐带：脐动脉_____条。

胎盘：着床于_____/_____壁，胎盘_____/_____级；胎儿颈部皮肤未见压迹。

【超声提示】

宫内妊娠，单/双绒毛膜单/双羊膜囊双活胎，_____位/_____位，胎盘_____/_____级。胎儿大小相当于_____W_____d/_____W_____d。

本次超声检查为胎儿生长超声检查，主要对胎儿大小进行评估及卫生部规定的六大类严重畸形进行筛查，只检查报告中"超声描述"的内容，没有描述的胎儿结构不在检查范围内。

上述情况以及超声所见已向女士说明，本人表示理解。

6.中晚期妊娠Ⅲ级产前超声检查

（1）单胎

【超声描述】

超声测值：

双顶径_____cm/mm，头围_____cm/mm，侧脑室宽_____cm/mm，小脑横径_____cm/mm，小脑延髓池_____cm/mm，腹围_____cm/mm，股骨长_____cm/mm，肱骨长_____cm/mm，羊水最大深度_____cm/mm，羊水指数_____cm/mm，胎儿心率_____次/分，心律齐，胎盘厚_____cm/mm，脐动脉血流：Vmax_____cm/s，Vmin_____cm/s，RI_____，S/D_____；胎儿体重约_____±_____g。

检查所见：

胎位：头位。

胎儿头部：颅骨呈椭圆形强回声环，两侧大脑半圆对称，脑中线居中，侧脑室无明显扩张，透明隔腔可见，丘脑可见、左右对称，小脑横切面上，小脑半球形态无明显异常，左右对称，小脑蚓部可见，后颅窝池无明显增大。

胎儿面部：胎儿双侧眼部可显示，两侧对称，可显示双鼻孔，上唇皮肤回声未见明显连续性中断。

胎儿脊柱：呈两条串珠状平行排列的强回声带排列，整齐连续，两者在骶尾部相互靠拢且略向后翘。

胎儿心脏：心尖指向胸腔左侧，心胸比例无明显增大。四腔心切面可清楚显示，左、右心房及左、右心室大小基本对称，房间隔卵圆瓣可见，心脏中央"十"字交叉存在，房室连接一致，左、右房室瓣清楚，两侧房室瓣均可见启闭运动；左、右心室室壁运动未见明显异常。左、右心室流出道显示清楚，主动脉与肺动脉可显示，两者在心底成交叉排列，管径大小无明显异常，心室与大动脉连接关系一致。

胎儿肺：双肺可见，回声均匀。

胎儿腹壁：腹壁回声连续，脐带插入胎儿腹壁可见，脐带根部未见明显包块。

胎儿肝胆胃肠：肝脏、胆囊、胃、肠可见。

胎儿双肾和膀胱：双肾、膀胱可见，双侧肾盂无分离。

胎儿四肢：双侧上臂及肱骨可见，双侧前臂及尺、桡骨可见，双手呈握拳状。双侧大腿及股骨可见，双侧小腿及胫、腓骨可见，双足可见。

胎儿脐带：脐动脉＿＿＿条；颈部皮肤未见压迹。

胎盘：附着于子宫＿＿＿壁，胎盘0级。

【超声提示】

宫内妊娠，单活胎，头位（LOA/P/T、ROA/P/T），胎盘＿＿＿级；胎儿大小相当于＿＿＿W＿＿＿d。

本次超声检查为系统胎儿检查，主要检查报告中"超声描述"的内容，没有描述的胎儿结构不在检查范围内，比如目前技术条件胎儿耳、指、趾、甲状腺、内外生殖器等人体结构尚不能作为常规项目进行检查，超声也不能显示胎儿染色体，亦不能检测胎儿智力，已检查的胎儿结构形态无异常，不能说明这些结构无异常。

上述情况以及超声所见已向女士说明，本人表示理解。

（2）双胎

【超声描述】

宫腔内可见两胎儿图像，两胎儿间见"λ"分隔/见"T"分隔/未见分隔。

超声测值：

胎儿1/胎儿2：双顶径____/____cm/mm，头围____/____cm/mm，侧脑室宽____/____cm/mm，小脑横径____/____cm/mm，小脑延髓池____/____cm/mm，腹围____/____cm/mm，股骨长____/____cm/mm，肱骨长____/____cm/mm，羊水最大深度____/____cm/mm；胎儿心率____/____次/分，心律齐，胎盘厚____/____cm/mm。脐动脉血流：V_{max}____/____cm/s，V_{min}____/____cm/s，RI____/____，S/D____/____；胎儿体重约____±____g/____±____g。

检查所见：

胎位：头位。

胎儿头部：颅骨呈椭圆形强回声环，两侧大脑半圆对称，脑中线居中，侧脑室无明显扩张，透明隔腔可见，丘脑可见、左右对称，小脑横切面上，小脑半球形态无明显异常，左右对称，小脑蚓部可见，后颅窝池无明显增大。

胎儿面部：胎儿双侧眼部可显示，两侧对称，可显示双鼻孔，上唇皮肤回声未见明显连续性中断。

胎儿脊柱：呈两条串珠状平行排列的强回声带排列，整齐连续，两者在骶尾部相互靠拢且略向后翘。

胎儿心脏：心尖指向胸腔左侧，心胸比例无明显增大。四腔心切面可清楚显示，左、右心房及左、右心室大小基本对称，房间隔卵圆瓣可见，心脏中央"十"字交叉存在，房室连接一致，左右房室瓣清楚，两侧房室瓣均可见启闭运动；左、右心室室壁运动未见明显异常；左、右心室流出道显示清楚，主动脉与肺动脉可显示，两者在心底成交叉排列，管径大小无明显异常，心室与大动脉连接关系一致。

胎儿肺：双肺可见，回声均匀。

胎儿腹壁：腹壁回声连续，脐带插入胎儿腹壁可见，脐带根部未见明显包块。

胎儿肝胆胃肠：肝脏、胆囊、胃、肠可见。

胎儿双肾和膀胱：双肾、膀胱可见，双侧肾盂无分离。

胎儿四肢：双侧上臂及肱骨可见，双侧前臂及尺、桡骨可见，双手呈握拳状。双侧大腿及股骨可见，双侧小腿及胫、腓骨可见，双足可见。

胎儿脐带：脐动脉____条；颈部皮肤未见压迹。

胎盘：附着于子宫＿＿＿／＿＿＿壁，胎盘0级。

【超声提示】

宫内妊娠，单/双绒毛膜单/双羊膜囊双活胎，＿＿＿位/＿＿＿位，胎盘＿＿＿／＿＿＿级；胎儿大小相当于＿＿＿W＿＿＿d/＿＿＿W＿＿＿d。

本次超声检查为系统胎儿检查，主要检查报告中"超声描述"的内容，没有描述的胎儿结构不在检查范围内，比如目前技术条件胎儿耳、指、趾、甲状腺、内外生殖器等人体结构尚不能作为常规项目进行检查，超声也不能显示为胎儿染色体，亦不能检测胎儿智力，已检查的胎儿结构形态无异常，不能说明这些结构无异常。

7.胎儿心脏

（1）正常胎儿超声心动图模板

超声测量（常规测量）：

主动脉瓣环＿＿＿mm，升主动脉＿＿＿mm，主动脉弓＿＿＿mm，降主动脉＿＿＿mm。

肺动脉瓣环＿＿＿mm，肺动脉主干＿＿＿mm，左肺动脉＿＿＿mm，右肺动脉＿＿＿mm。

左心室（左、右径）＿＿＿mm（上、下径）＿＿＿mm；右心室（左、右径）＿＿＿mm（上、下径）＿＿＿mm。

左心房（左、右径）＿＿＿mm（上、下径）＿＿＿mm；右心房（左、右径）＿＿＿mm（上、下径）＿＿＿mm。

动脉导管＿＿＿mm，上腔静脉＿＿＿mm，下腔静脉＿＿＿mm。

主动脉瓣上 Vmax＿＿＿cm/s、肺动脉瓣上 Vmax＿＿＿cm/s。

二尖瓣：E峰＿＿＿cm/s、A峰＿＿＿cm/s。

三尖瓣：E峰＿＿＿cm/s、A峰＿＿＿cm/s。

【超声描述】

心率及节律：检查过程中心率＿＿＿次/分，节律正常。

胎儿心脏大部分位于左侧胸腔，心尖指向左侧；上、下腔静脉回流入右心房；可见至少2支肺静脉回流入左心房，左心房通过二尖瓣与左心室相连，右心房通过三尖瓣与右心室相连；心房正位，心室右袢。

左室发出有头臂动脉的主动脉，升主动脉、主动脉弓部、降主动脉连续性好，主动脉弓呈左弓左降；右室发出两支分叉血管的肺动脉；肺动脉位于主动脉左前方，主动脉位于肺动脉右后方，主动脉与肺动脉环抱关系存在，动脉导管可显示；彩色血流示左室血流直接进入主动脉，右室血流直接进入肺动脉。

室间隔未见明显连续中断，十字交叉可见，房间隔上可见卵圆孔，卵圆孔瓣开口向左心房，卵圆孔瓣开放最大幅度_____mm；彩色血流示右房血流通过卵圆孔向左房分流。

各心腔大小及比例未见异常，左、右心室壁厚度未见异常；各瓣膜厚度、弹性及开放幅度未见异常；房室瓣下及半月瓣上未见五彩镶嵌血流，收缩期三尖瓣上探及少量反流信号，束长_____mm，余/各瓣膜未见明显反流。

【超声提示】

胎儿心脏位置未见异常，心房、心室、大血管连接关系未见异常。

胎儿心脏大小、心室壁运动未见异常。

彩色血流示各瓣膜未见明显反流/三尖瓣少量反流（考虑生理性）；心内未见明显异常血流；建议随诊或产前咨询。

说明：胎儿孕_____W_____d，已过最佳检查时间/未过最佳检查时间；孕妇腹壁脂肪较厚/适中，图像质量较差/中等/良好；受胎儿体位及孕周影响，部分心血管畸形无法检出，详细说明见《胎儿超声心动图检查知情同意书》。

（2）室间隔缺损

超声测量：见正常胎儿超声心动图模板的常规测量。

【超声描述】

室间隔膜部/膜周部/肌部连续中断，缺损大小为_____mm，彩色血流示室水平双向分流/左向右分流/右向左分流。

【超声提示】

胎儿先天性心脏病，室间隔缺损（膜部/膜周部/肌部），室水平双向分流。

（3）法洛氏四联症

超声测量：见常规测量。

【超声描述】

膜周部/干下室间隔连续中断，缺损大小_____mm，主动脉增宽前移，骑跨于室间隔之上，骑跨率_____%；肺动脉瓣环、主干内径分别为_____mm、_____mm，收缩期肺动脉瓣上流速_____cm/s；主动脉、肺动脉走形关系正常；彩色血流示室水平双向分流/左向右分流/右向左分流，右室向主动脉分流。

【超声提示】

胎儿先天性心脏病，室间隔缺损（膜部/膜周部/肌部），主动脉骑跨，肺动脉瓣狭窄/肺动脉瓣下狭窄/肺动脉发育不良，考虑法洛氏四联症。

（4）右室双出口

超声测量：见常规测量。

【超声描述】

膜周部/干下室间隔连续中断，缺损大小_____mm，主动脉增宽前移，骑跨于室间隔之上，骑跨率_____%（或主动脉从右室发出，肺动脉骑跨于室间隔之上，骑跨率_____%）；肺动脉瓣环处、主干内径分别为_____mm、_____mm，收缩期肺动脉瓣上流速_____cm/s；主动脉、肺动脉走形关系正常（主动脉、肺动脉走形关系异常，肺动脉位于主动脉右/左前方，两者环抱关系消失，呈平行走形）；彩色血流示室水平双向分流/左向右分流/右向左分流，右室向主动脉分流。

【超声提示】

胎儿先天性心脏病，室间隔缺损（膜部/膜周部/肌部），主动脉骑跨，肺动脉瓣狭窄/肺动脉瓣下狭窄/肺动脉发育不良，考虑右室双出口。

（5）大动脉转位

超声测量：见常规测量。

【超声描述】

肝、脾位置正常（或肝、脾位置反位），下腔静脉位于腹主动脉右侧/左侧，心脏位置大部分位于左侧胸腔/右侧胸腔；心房正位/反位；心室右祥/左祥；主动脉连接于左室/右室，肺动脉连接于左室/右室；室间隔连续完整（或膜周部/干下室间隔连续中断，缺损大小_____mm）；肺动脉瓣环处、主干内径分别为_____mm、_____mm；主动脉、肺动脉走形关系正常。

【超声提示】

胎儿先天性心脏病，心脏位置正常/异常（右位心/镜面右位心/右旋心等）。

完全型大动脉转位/矫正型大动脉转位/部分型大动脉转位（分型：SDD/ILL/IDD等）。

室间隔缺损（膜部/膜周部/肌部），主动脉骑跨，肺动脉瓣狭窄/肺动脉瓣下狭窄/肺动脉发育不良。

（6）左心发育不良综合征

超声测量：见常规测量。

【超声描述】

心房正位，心室右袢；左室萎缩，大小____mm；可探及二尖瓣启闭运动/未探及二尖瓣启闭运动；主动脉内径变细，未探及主动脉瓣启闭运动；彩色血流示主动脉弓血流为动脉导管逆向灌注。

【超声提示】

左室发育不良综合征（左室萎缩、主动脉发育不良、动脉导管向主动脉弓逆向灌注）。

（7）主动脉瓣狭窄/主动脉主干缩窄/主动脉弓缩窄/主动脉弓离断

超声测量：见常规测量。

【超声描述】

主动脉狭窄/离断的位置、范围，狭窄处内径为____mm，血流速度 V_{max}____cm/s（主动脉弓离断的位置）。

【超声提示】

主动脉瓣狭窄/主动脉主干缩窄/主动脉弓缩窄/主动脉弓离断（分型）。

（8）肺动脉瓣狭窄/肺动脉瓣下狭窄/肺动脉主干狭窄/肺动脉起源异常

超声测量：见常规测量。

【超声描述】

描述狭窄的位置、范围和程度，狭窄处内径为____mm，测量狭窄处的血流速度 V_{max}____cm/s，肺动脉发育情况，以便评价预后。

【超声提示】

肺动脉瓣狭窄/肺动脉瓣下狭窄/肺动脉主干狭窄/肺动脉起源异常。

（9）冠状动脉心室漏/冠状动脉起源异常

超声测量：见常规测量。

【超声描述】

病变冠状动脉的起源、内径、血流方向，漏入心室的位置，异常血流束的束宽、血流速度、频谱形态等信息。

【超声提示】

冠状动脉心室漏/冠状动脉起源异常。

（10）卵圆孔开放受限/早闭

超声测量：见常规测量。

【超声描述】

卵圆孔的大小____mm、卵圆孔瓣开放幅度____mm，彩色血流是否通过及通过的束宽、血流速度Vmax____cm/s，右心扩大。

【超声提示】

卵圆孔开放受限/早闭。

（11）动脉导管狭窄/早闭/缺如

超声测量：见常规测量。

【超声描述】

动脉导管及测量动脉导管的内径____mm、血流速度Vmax____cm/s，判断是否狭窄，血流通过情况。

【超声提示】

动脉导管狭窄/早闭/缺如。

（12）静脉导管狭窄/缺如

超声测量：见常规测量。

【超声描述】

静脉导管内径____mm、测量不同心动周期的流速Vmax____cm/s，频谱形态是否正常，α波是否反向。

【超声提示】

静脉导管狭窄/缺如。

（13）心律失常

超声测量：见常规测量。

【超声描述】

判断心律失常的类型，心脏的大小、瓣膜是否有反流及严重程度等。

【超声提示】

心律失常/房性早搏/室性早搏等。

（14）单纯心脏扩大

超声测量：见常规测量。

【超声描述】

左/右心扩大，扩大的程度，二尖瓣及三尖瓣启闭是否正常，主动脉及肺动脉连接及内径是否正常。

【超声提示】

左/右心扩大，考虑心脏扩大的病因。

（15）单纯瓣膜反流

超声测量：见常规测量。

【超声描述】

量化评价反流的严重程度，反流束束长＿＿＿cm、面积＿＿＿cm²，分析可能出现的原因。

【超声提示】

二/三尖瓣反流（轻/中/重度），报出倾向性的诊断：生理性/发育异常。

（16）右位/双主动脉弓

超声测量：见常规测量。

【超声描述】

主动脉弓的走形是否为双主动脉弓，主动脉弓的内径及分支，主动脉弓与气管、食管的关系，是否合并其他心内畸形等。

【超声提示】

右位/双主动脉弓。

（17）永存左上腔静脉/左（右）锁骨下动脉迷走

超声测量：见常规测量。

【超声描述】

异常血管的走形、起始及汇入的位置，内径＿＿＿mm，描述血流方向及频谱形态（判断是动脉还是静脉）。

【超声提示】

永存左上腔静脉/左（右）锁骨下动脉迷走。

附件：胎儿超声心动图检查知情同意书。

兰州大学第二医院超声医学中心

胎儿超声心动图检查知情同意书

姓名		年龄		当前孕周		居住地		联系电话	

各位孕妇，欢迎您来到医院做胎儿超声心动图检查，为了让您更好地了解这项检查的主要用途及局限性，特做以下说明并请您仔细阅读。

　　1.胎儿超声心动图是目前了解胎儿心血管结构最常用的无创医学影像检查方法，其临床主要目的是检出致命性、预后不良及目前医学手段治疗不满意的胎儿先天性心血管畸形。

　　2.由于超声技术的局限性及胎儿的特殊性，胎儿超声心动图不可能发现所有的胎儿心血管疾病，即不能完全对胎儿心血管是否存在病变在产前做出排除性诊断，也不能对所有胎儿以后的发育做出预测；超声诊断不能等同于临床诊断，检查结论为"未见异常"不等于"正常"。

　　3.胎儿超声心动图最佳检查时间为妊娠20~25周，如果您错过该时期，图像质量就会下降，尤其是孕周大于28周后，部分结构(例如主动脉弓降部等)会显示不清，胎龄过大或过小都会影响结论的准确性。

　　4.胎儿超声心动图检查受一些因素影响，包括孕周时间、孕妇腹壁脂肪层、手术疤痕、胎盘的位置、胎儿的骨骼等可导致超声波衰减、图像质量差；胎儿的胎位、羊水过多/过少、胎动频繁等因素影响，尤其是双胎妊娠的胎儿，部分心血管结构难以显示，影响结论的准确性。

　　5.超声心动图检查的结论只针对当前孕周做出的影像学诊断，并不代表整个妊娠期及出生后；而部分疾病只在晚孕阶段才会更加明显或进行性加重，可能在本次检查时不能发现异常超声图像，包括卵圆孔开放受限或早闭、动脉导管开放受限或早闭、轻或中度的主动脉/弓降部缩窄、肺动脉/右室流出道狭窄、冠状动脉起源或发育异常、心脏瓣膜发育轻度异常、较小的心脏占位病变等，因此建议您随诊及时复查。

　　6.在妊娠期部分疾病难以检出，包括主动脉二瓣畸形、部分型肺静脉异位引流、轻型三尖瓣下移畸形、部分心肌病、心肌致密化不全等。

　　7.卵圆孔及动脉导管是胎儿赖以生存的正常通道，绝大多数随着娩出后短期内闭合，不闭合则导致先天性心脏病；因此卵圆孔未闭、动脉导管未闭、继发孔型房间隔缺损在胎儿期不做诊断和产后预测。

　　8.超声提示"室间隔完整"不代表"不存在有较小的室间隔缺损"，小于2 mm的室间隔缺损在孕期通常难以显示，大小在2~3 mm之间的室间隔缺损也会受到孕妇腹壁厚度、胎盘位置、胎儿体位影响难以显示。

　　9.胎儿超声心动图检查结果仅供临床参考；在医院预约成功后，请您务必按时检查，逾期不予受理。

　　我的医师已告知我将要进行检查的目的、方法和局限性，我经过慎重考虑，已充分理解《知情同意书》的各项内容，愿意承担由于疾病本身或现有医学技术所限而导致诊断结论的不准确、漏诊与误诊。

是否同意应用该检查：　　　　　孕妇本人签字：　　　　签字时间：　　年　月　日

（三）　盆腔脏器

【超声描述】

常规盆底超声报告：

经会阴/阴道盆底超声检查：参考线为耻骨联合后下缘的水平线。

静息状态：

前腔室：残余尿量____ml，膀胱逼尿肌厚度____mm，尿道内口状态（关闭/呈漏斗状），尿道周围情况（未见明显液性暗区及异常回声）。CDFI：尿道周围未见异常血流信号；尿道倾斜角____°，膀胱尿道后角____°，膀胱颈位于参考线上/下____mm。

中腔室：子宫颈最低点位于参考线上/下____mm。后腔室：直肠壶腹部最低点位于参考线上/下____mm。

Valsalva动作：

前腔室：膀胱颈位于参考线上/下____mm/平耻骨联合水平，膀胱颈移动度____mm，膀胱后壁最低点位于参考线上/下____mm/平耻骨联合水平，尿道内口呈关闭/漏斗状。尿道倾斜角____°，尿道旋转角____°，膀胱尿道后角____°。

中腔室：子宫颈最低点位于参考线上/下____mm。

后腔室：直肠壶腹部最低点位于参考线上/下____mm，见/未见直肠膨出现象（若膨出，基底宽约____mm，高约____mm），见/未见会阴体过度运动现象。

肛提肌裂孔：形态正常，左右对称，肛提肌裂孔面积约____cm²。

盆底肌肉收缩状态：肛门括约肌及肛提肌连续性完整/不完整，见/未见撕裂或者撕脱声像，肛提肌裂孔面积____cm²。

【超声提示】

前腔室：膀胱颈移动度是否在正常范围内，膀胱尿道后角是否完整（开放），尿道内口状态（关闭/漏斗状），见/未见膀胱膨出现象，膀胱膨出类型及程度。

中腔室：见/未见子宫脱垂现象。

后腔室：见/未见直肠膨出及会阴体过度活动现象。

盆底肌肉收缩状态下，见/未见肛提肌、肛门括约肌撕裂。最大Valsalva动作，见/未见肛提肌裂孔扩张。（备注：子宫及双附件区未见明显异常回声，收费需要添加）

四　浅表、肌骨超声

（一）甲状腺

1.正常甲状腺

【超声描述】

甲状腺位置正常，气管居中，左侧叶大小约_____cm/mm×_____cm/mm×_____cm/mm，右侧叶大小约_____cm/mm×_____cm/mm×_____cm/mm，峡部厚_____cm/mm，形态正常，轮廓清晰，腺体回声均匀，内未见明显占位性改变。CDFI：甲状腺内血流信号未见异常。

【超声提示】

甲状腺未见明显异常，TI-RADS 1类。

2.甲状腺囊性病变

【超声描述】

于双/左/右侧叶可探及无回声区，大小约_____cm/mm×_____cm/mm，边界清，外形规则，内透声好/内可探及点状强回声，后方伴"彗星尾"征。CDFI：病灶周边未见血流信号。

【超声提示】

甲状腺双/左/右侧叶囊性结节，TI-RADS 2类。

3.甲状腺实性占位性病变

【超声描述】

于左/右侧叶上/中/下部距前/后被膜约_____cm/mm 处探及一大小约

_____cm/mm×_____cm/mm 的低回声，边界清晰，形态规则/不规则（纵横比＞1），边缘呈分叶状/成角/毛刺状，内回声均匀/不均匀，可见/未见散在强回声点，似"沙砾状"/"针尖状"，后方回声衰减。CDFI：描述病灶周边、内部血流信号。

【超声提示】

甲状腺左/右侧叶上/中/下部实性结节：

TI-RADS 3/4a。

TI-RADS 4b。

TI-RADS 4c/5 类。

（1）甲状腺腺瘤

【超声描述】

于甲状腺双/左/右侧叶可探及一大小约_____cm/mm×_____cm/mm 低/等回声，边界清，外形规则，内回声不均匀/均匀。CDFI：描述病灶周边、内部血流信号。

【超声提示】

甲状腺双/左/右侧叶实性结节，TI-RADS 3 类。

（2）结节性甲状腺肿

【超声描述】

于甲状腺双侧叶均可探及多个混合回声，部分结节内探及不规则液性暗区及粗大钙化，液性暗区内透声好，均边界清晰，外形尚规则，左侧叶较大者位于上/中/下部，大小约_____cm/mm×_____cm/mm，右侧叶较大者位于上/中/下部，大小约_____cm/mm×_____cm/mm。CDFI：描述病灶周边、内部血流信号。

【超声提示】

甲状腺双侧叶多发囊实性结节，TI-RADS 3 类。

（3）可疑甲状腺癌，TI-RADS 4a 类、4b 类、4c 类

【超声描述】

于左/右侧叶上/中/下部距前/后被膜约_____cm/mm 处探及一大小约_____cm/mm×_____cm/mm 的低回声，边界清/不清，形态规则/不规则，纵横比＞1，内回声均匀/不均匀（有/无沙砾样钙化），后方有/无声衰减。

CDFI：描述病灶周边、内部血流信号。

【超声提示】

根据结节阳性超声特征判断：

甲状腺左/右侧叶实性结节：

TI-RADS 4a类。

TI-RADS 4b类。

TI-RADS 4c类。

（4）甲状腺癌可能性大，TI-RADS 5类

【超声描述】

于左/右侧叶上/中/下部距前/后被膜约＿＿＿cm/mm处探及一大小约＿＿＿cm/mm×＿＿＿cm/mm的低回声，边界不清，形态不规则，纵横比＞1，边缘呈分叶状/成角/毛刺状，内回声不均匀，可见散在强回声点，似"沙砾状"/"针尖状"，后方回声衰减。CDFI：描述病灶周边、内部血流信号。

【超声提示】

甲状腺左/右侧叶实性结节，TI-RADS 5类。

4.甲状腺弥漫性病变

【超声描述】

腺体回声增粗/呈弥漫性减低、分布不均匀，其内未探及明显占位性病变。CDFI：甲状腺内见（较）丰富的血流信号。

【超声提示】

甲状腺弥漫性病变。

建议：查甲功全套。

（1）亚急性甲状腺炎

【超声描述】

形态饱满/正常/失常，轮廓清晰，腺体回声呈弥漫性减低、分布不均匀，于双侧叶均可探及多个不规则低回声区，右侧较大者范围约＿＿＿cm/mm×＿＿＿cm/mm，左侧较大者范围约＿＿＿cm/mm×＿＿＿cm/mm，边界不清，局部与颈前肌界限不清。CDFI：描述低回声区周边、内部血流信号。

【超声提示】

甲状腺弥漫性病变/甲状腺双侧叶多发片状低回声区，多考虑亚甲炎，建议查甲功全套。

（2）甲亢

【超声描述】

形态饱满/正常，轮廓清晰，腺体回声增粗/呈弥漫性减低、分布不均匀，呈"斑片状"/"地图状"改变。CDFI：甲状腺内见丰富的血流信号，呈"火海征"，甲状腺上动脉内径增宽，宽约＿＿＿cm/mm，甲状腺上动脉流速增快，峰值流速左侧＿＿＿cm/s，右侧＿＿＿cm/s。

【超声提示】

甲状腺弥漫性病变，符合甲亢超声声像图改变，建议查甲功全套。

（3）桥本氏甲状腺炎

【超声描述】

形态饱满/正常，轮廓清晰，腺体回声增粗/呈弥漫性减低、分布不均匀，呈"蜂窝状"改变/可探及多个条索状高回声，呈"网格状"分布/其内未探及明显占位性病变。CDFI：甲状腺内见（较）丰富的血流信号。

【超声提示】

甲状腺弥漫性病变，符合桥本氏超声声像图改变，建议查甲功全套。

5.甲状腺术后

（1）甲状腺部分切除术后

【超声描述】

甲状腺部分切除术后：左/右侧腺体区未探及明显异常声像图，气管居中，峡部厚约＿＿＿cm/mm，残余左/右侧腺体大小约＿＿＿cm/mm×＿＿＿cm/mm×＿＿＿cm/mm，轮廓清晰，腺体回声均匀，内未见明显占位性病变。CDFI：描述残余腺体内血流信号。

【超声提示】

甲状腺部分切除术后：左/右侧甲状腺区未见明显异常/残余甲状腺未见明显异常。

（2）甲状腺全切术后

【超声描述】

双侧甲状腺全切术后：双侧甲状腺区未探及明显异常声像图。

【超声提示】

双侧甲状腺全切术后：双侧甲状腺区未见明显异常。

6. 颈部淋巴结

（1）双侧颈部未探及异常淋巴结

【超声描述】

双侧颈部未探及异常淋巴结声像图。

【超声提示】

双侧颈部未见异常淋巴结。

（2）一侧颈部淋巴结肿大，结构正常

【超声描述】

（左或右）侧颈部 X 区可见一个（或多个）淋巴结声像图，（较大者）大小____cm/mm×____cm/mm，边界清楚，皮髓质界限清楚，淋巴门结构存在。CDFI：淋巴结血流信号描述。

【超声提示】

左/右侧颈部淋巴结肿大，淋巴结结构未见异常。

（3）一侧颈部淋巴结肿大，结构消失

【超声描述】

（左或右）侧颈部 X 区可见一个（或多个）淋巴结声像图，（较大者）大小____cm/mm×____cm/mm，边界清楚，皮髓质界限清楚或不清，局部皮质增厚，淋巴门结构存在或消失。CDFI：淋巴结血流信号描述。

【超声提示】

左/右侧颈部 X 区多发肿大淋巴结，淋巴门结构消失或局部皮质增厚。

（4）淋巴转移

【超声描述】

右/左/双侧颈部 X 区探及多个异常淋巴结声像图，大小约____cm/mm×____cm/mm，边界清，外形规则，皮髓界限不清，淋巴门消失，内回声不均匀，其内可探及点状强回声及无回声区。CDFI：淋巴结血流信号描述。

【超声提示】

右/左/双侧颈部X区异常淋巴结，多考虑转移性淋巴结。

（二）乳腺

1.双侧乳腺未见明显占位性病变，正常乳腺

【超声描述】

双侧乳房皮肤及皮下脂肪层显示清晰，未见异常回声；双侧乳腺腺体层显示清晰，回声呈强弱相间，腺管内径未见增宽，未见明显占位性病变。

【超声提示】

双侧乳腺未见明显占位性病变，BI-RADS 1类。

2.乳腺囊性病变

（1）单纯性局限性导管扩张

【超声描述】

左/右侧乳腺X点距乳头_____cm/mm处可见导管局限性扩张，内径_____cm/mm，内透声好。

【超声提示】

左/右侧乳腺囊性病变，多考虑局限性导管扩张，BI-RADS 2类。

（2）单纯囊肿

【超声描述】

左/右侧乳腺X点距乳头_____cm/mm处见类圆形/椭圆形无回声区，壁薄，内部未见异常回声，大小_____cm/mm×_____cm/mm，边缘完整，内透声好，后壁回声增强。CDFI：病灶周边未见明显血流信号。

【超声提示】

左/右侧乳腺囊性占位，BI-RADS 2类。

（3）复杂囊肿或脓肿

【超声描述】

左/右侧乳腺X点距乳头＿＿＿cm/mm处见类圆形/椭圆形无回声区，大小＿＿＿cm/mm×＿＿＿cm/mm，边缘完整，后壁回声增强，内透声差，内部见多个分隔光带/可见细密光点漂浮。CDFI：描述病灶周边及内部血流信号。

【超声提示】

左/右侧乳腺混合性占位，BI-RADS 4a类。

3.乳腺实性占位性病变

【超声描述】

左/右侧乳腺X点距乳头＿＿＿cm/mm处见类圆形/椭圆形/不规则形低/混合回声区，大小＿＿＿cm/mm×＿＿＿cm/mm，边缘完整/不完整（可见微分叶、毛刺、成角），内部回声均匀/不均匀，内部/周边有无钙化、后方回声增强/衰减。CDFI：描述病灶周边、内部血流信号。

【超声提示】

左/右侧乳腺实性占位，BI-RADS 2/3/4a、4b、4c/5类。

（1）纤维腺瘤

【超声描述】

左/右侧乳腺X点距乳头＿＿＿cm/mm处见类圆形/椭圆形低回声区，大小＿＿＿cm/mm×＿＿＿cm/mm，边界清楚，边缘完整，内部回声（不）均匀。CDFI：描述病灶周边、内部血流信号。

【超声提示】

左/右侧乳腺实性占位，BI-RADS 3类，多考虑乳腺纤维腺瘤。

（2）增生结节/腺病

【超声描述】

左/右侧乳腺X点距乳头＿＿＿cm/mm处见类圆形不均匀回声区，范围＿＿＿cm/mm×＿＿＿cm/mm，边界欠清，内部回声欠均匀，内呈紊乱的腺体样回声。CDFI：描述病灶周边、内部血流信号。

【超声提示】

左/右侧乳腺实性占位，BI-RADS 2类，多考虑为乳腺局限性增生结节。

（3）可疑乳腺癌，BI-RADS 4a、4b、4c类

【超声描述】

左/右侧乳腺X点距乳头_____cm/mm处见不规则形低回声区，大小_____cm/mm×_____cm/mm，边界清/不清，边缘成角/成毛刺样改变/有（无）向周围组织呈"蟹足样"生长，纵横比（＞1/＜1），内部回声均匀/不均匀（有/无沙砾样钙化），后方有/无声衰减。CDFI：描述病灶周边、内部血流信号。

【超声提示】

（根据恶性肿瘤阳性超声特征判断）

左/右侧乳腺实性占位：

BI-RADS 4a类（1条）。

BI-RADS 4b类（2条）。

BI-RADS 4c类（＞2条）。

（4）乳腺癌可能，BI-RADS 5类

【超声描述】

左/右侧乳腺X点距乳头_____cm/mm处见不规则形低回声区，大小_____cm/mm×_____cm/mm，边界不清，向周围组织呈"蟹足样"浸润，内部回声不均匀伴沙砾样钙化，后方回声衰减。CDFI：描述病灶周边、内部血流信号。

【超声提示】

左/右侧乳腺实性占位，BI-RADS 5类。

4.炎性改变

【超声描述】

左/右侧乳腺组织增厚，内部回声杂乱，可见不均匀光点。于X点距乳头_____cm/mm处见不规则形低回声区/混合回声区，范围_____cm/mm×_____cm/mm，边界欠清，边缘局部增厚，内部回声不均匀，局部压痛明显。CDFI：描述病灶周边、内部血流信号。

【超声提示】

左/右侧乳腺混合性占位，BI-RADS_____类，多考虑炎性改变。

5.导管内病变

【超声描述】

左/右侧乳腺 X 点距乳头_____cm/mm 处/乳晕区导管局限性扩张，内径_____cm/mm，内见不规则形等回声区，大小_____cm/mm×_____cm/mm，边界欠清，回声均匀/不均匀，边界清/不清，有/无钙化、后方回声增强/衰减。CDFI：描述病灶周边、内部血流信号。

【超声提示】

左/右侧乳腺导管局限性扩张并导管内实性占位，BI-RADS 4a 类，导管内病变不排外。

6.确诊乳腺癌综合治疗后随访

（1）保乳术后

【超声描述】

左/右侧乳腺癌保乳术后，左/右侧乳腺残余腺体组织厚薄不均，内部结构紊乱，回声分布不均，内未见明显占位性声像图。

【超声提示】

左/右侧乳腺癌保乳术后，左/右侧乳腺残余腺体未见明显占位。

（2）乳腺全切术后

【超声描述】

左/右侧乳腺切除术后，左/右侧胸壁未见明显占位性声像图。

【超声提示】

左/右侧乳腺切除术后，左/右侧胸壁未见明显占位。

（3）确诊乳腺癌新辅助化疗前后

【超声描述】

左/右侧乳腺癌化疗 X 周期后，左/右侧乳腺 X 点距乳头_____cm/mm 处见不规则形低回声，范围约_____cm/mm×_____cm/mm，纵横比>1，边界不清，向周围呈"蟹足样"浸润，内部回声不均匀。CDFI：描述病灶周边、内部血流信号。

【超声提示】

左/右侧乳腺癌化疗 X 周期后。

左/右侧乳腺实性占位，BI-RADS 6类。

（新辅助化疗患者，若疗效显著，超声无法显示原病灶，可不进行分类，直接与前次超声检查做对比）

7.腋窝淋巴结

（1）双侧腋窝未探及肿大淋巴结

【超声描述】

双侧腋窝未探及明显肿大淋巴结声像图。

【超声提示】

双侧腋窝未见明显肿大淋巴结。

（2）一侧腋窝淋巴结肿大，结构正常

【超声描述】

左/右侧腋窝可见一个（或多个）淋巴结声像图，（较大者）大小_____cm/mm×_____cm/mm，边界清楚，皮髓质界限清楚，淋巴门结构存在。CDFI：描述淋巴结血流信号。

【超声提示】

左/右侧腋窝可见肿大淋巴结，淋巴结结构未见异常。

（3）一侧腋窝淋巴结肿大，结构消失

【超声描述】

左/右侧腋窝可见一个（或多个）淋巴结声像图，大小_____cm/mm×_____cm/mm，边界清楚，皮髓质界限清楚/不清，局部皮质增厚，淋巴门结构存在或消失。CDFI：描述淋巴结血流信号。

【超声提示】

左/右侧腋窝可见肿大淋巴结，淋巴门结构消失或局部皮质增厚。

（4）腋窝淋巴结清扫或前哨淋巴结活检术后

【超声描述】

淋巴结状况同前（1）（2）（3）描述，有/没有。

【超声提示】

腋窝淋巴结清扫或前哨淋巴结活检术后：淋巴结有/无，以及状态。

（三）肌骨

1.正常超声描述

（1）双膝关节超声检查正常报告

【超声描述】

双膝各滑囊均未探及液性暗区，股四头肌腱，髌腱，鹅足腱，股二头肌腱，腘肌腱及髂胫束，内、外侧副韧带连续，走行正常，纹理清晰，未见明显异常回声；髁间软骨边界锐利清晰，低回声带均匀，深方骨皮质连续、光滑，其表面未见异常回声。

【超声提示】

双膝关节未见异常。

（2）双足踝关节超声检查正常报告

【超声描述】

双踝关节胫距前隐窝、跗骨间关节、跖趾关节均未见明显液性暗区，滑膜不厚，距腓前韧带、跟腓韧带、三角韧带连续，胫骨后肌腱，趾长、拇长屈肌腱、胫骨前肌腱，拇长、趾长伸肌腱，腓骨长、短肌腱，跟腱，跖筋膜连续，走行正常，纤维纹理清晰，回声均匀，未见明显异常声像图表现。

【超声提示】

双足踝关节未见明显异常。

（3）双手指关节超声检查正常报告

【超声描述】

双手指关节（MCP1-5/PIP1-5/DIP2-5）未见液性暗区，未见明显滑膜增厚，指屈、指伸肌腱连续，走行正常，纤维纹理清晰，回声均匀，未见明显异常声像图表现。

【超声提示】

双手指关节未见明显异常（注：MCP——掌指关节，PIP——近节指间关节，DIP——远节指间关节）。

（4）双腕关节超声正常检查报告

【超声描述】

（第I/II/III/IV/V/VI腔室）伸肌腱走行正常，纤维纹理清晰，回声均匀，腱鞘无明显增厚，未探及血流信号；桡腕、尺腕及腕骨间关节未见液性暗区，未见增厚滑膜，未见骨皮质不连续。

【超声提示】

双腕关节未见明显异常。

（5）双肘关节超声检查正常报告

【超声描述】

肱桡、肱尺关节前、后隐窝未见明显液性暗区，滑膜不厚，肱骨内、外上髁骨皮质连续、光滑；伸肌总腱、屈肌总腱附着端未见明显异常回声；桡侧、尺侧副韧带连续，纹理清晰；尺骨鹰嘴滑囊未见液性暗区及增生滑膜。

【超声提示】

双肘关节未见明显异常。

（6）双肩关节超声检查正常报告

【超声描述】

双侧肩关节结节间沟显示良好，肱二头肌长头腱在位、连续，回声均匀，腱鞘不厚，鞘内未见液性暗区和增厚的滑膜；肩袖各肌腱（肩胛下肌腱、冈上肌腱、冈下肌腱、小圆肌腱）及喙肱韧带未见明显异常回声；肩锁关节、肱盂关节骨皮质光滑，未见明显液性暗区及增厚滑膜，盂唇三角形高回声均匀；肩峰下三角肌下滑囊未探及液性暗区。

【超声提示】

双肩关节未见明显异常。

（7）双髋关节超声检查正常报告

【超声描述】

双侧髋关节骨皮质表面规则，前关节隐窝厚度正常，其内未探及液性暗区和增厚的滑膜；髋关节前盂唇形态正常、回声均匀；髂腰肌、臀中肌、臀小肌腱走形连续，髂前上棘及髂前下棘肌腱附着处未见明显异常，髂腰肌滑囊、大转子周围滑囊等未见扩张。

【超声提示】

双髋关节未见明显异常。

2.异常超声描述

（1）滑膜

【超声描述】

关节部位：①小关节（如手指关节为 MCP1-5/PIP1-5/DIP2-5，跖趾关节 MTP1-5）可见滑膜增生 X 级，血流 X 级，可见/未见骨皮质不连续、毛糙；②大关节＿＿关节滑膜增生，较厚处约＿＿mm，内可见/未见明显血流信号，可见/未见骨皮质不连续、毛糙。

【超声提示】

＿＿（关节名称）滑膜增生 Ⅰ/Ⅱ/Ⅲ级，血流 Ⅰ/Ⅱ/Ⅲ级，滑膜炎伴/不伴骨侵蚀。

（注：①MCP——掌指关节；②PIP——近端指指关节；③DIP——远端指指关节；④MTP——跖趾关节。）

（2）肌腱炎

【超声描述】

＿＿（肌腱名称）增粗，连续，腱体回声减低，腱束模糊。CDFI：腱体内有/无血流信号。

【超声提示】

＿＿（肌腱名称）肌腱炎。

（3）腱鞘炎

【超声描述】

＿＿（肌腱名称）腱鞘增厚，回声减低，可见滑膜增生。CDFI：可探及血流信号。

【超声提示】

＿＿（肌腱名称）腱鞘炎/腱周炎。

（4）肌腱周围滑囊积液

【超声描述】

＿＿（肌腱名称）周围可及液性区包绕肌腱，范围约＿＿mm×＿＿mm，内透声好。

【超声提示】

_____（肌腱名称）肌腱周围滑囊积液。

（5）腱鞘积液

【超声描述】

_____（肌腱名称）腱鞘内可见液性暗区，深约_____mm，内透声好。

【超声提示】

_____（肌腱名称）腱鞘积液。

（6）肌腱病

【超声描述】

_____（肌腱名称）局灶性或弥漫性增厚，回声减低，内部纤维状结构消失，或内可见片状高回声。CDFI：腱体内可探及血流信号。

【超声提示】

_____（肌腱名称）肌腱病。

（7）肌腱附着端炎

【超声描述】

_____（肌腱名称）于_____（骨骼名称）附着处增粗、回声减低，伴/不伴附着处骨皮质毛糙、不连续。CDFI：内可见血流信号。

【超声提示】

_____（肌腱名称）附着端炎。

（8）肌腱损伤/断裂

【超声描述】

_____（肌腱名称）连续性中断，局部缺失，呈无回声，断端增厚、挛缩，累及长度约_____mm；或_____肌腱局部变细，结构紊乱，仅见少许肌腱纤维连续。

【超声提示】

_____（肌腱名称）肌腱撕裂（部分/完全）。

（9）韧带损伤

【超声描述】

_____（韧带名称）增厚，回声减低、不均（Ⅰ级）。

_____（韧带名称）增厚，回声不均，内可见裂隙样无回声（Ⅱ级）。

_____（韧带名称）断裂，断端挛缩，关节间隙增大，断端关节腔内见积液回声（Ⅲ级）。

【超声提示】

＿＿＿（韧带名称）韧带损伤（Ⅰ/Ⅱ/Ⅲ级）。

（10）滑囊

【超声描述】

＿＿＿（滑囊名称）扩张，内可探及液性暗区，深约＿＿＿mm，内有/无增生滑膜，滑膜内有/无血流信号。

【超声提示】

＿＿＿（滑囊名称）积液伴滑膜增生/滑囊炎。

3. 周围神经正常超声描述

【超声描述】

＿＿＿神经走行正常且连续，神经结构大致正常，未见增粗及缩窄。

【超声提示】

＿＿＿神经未见明显异常声像图。

4. 周围神经异常超声描述

（1）神经炎

【超声描述】

＿＿＿（神经名称）于＿＿＿部位或水平神经走行正常且连续，神经干增粗，前后径约＿＿＿mm，横截面积＿＿＿cm^2（对侧相同部位横截面积约＿＿＿cm^2），神经束回声减低，束膜不清晰，外膜增厚、毛糙、回声增强，累计范围约＿＿＿mm×＿＿＿mm。

【超声提示】

＿＿＿（神经名称）于＿＿＿部分/范围肿胀，声像符合神经炎表现。

（2）卡压

＿＿＿（神经名称）走行于＿＿＿部位或水平，神经受压缩窄，较细处内径约＿＿＿mm，远端增粗处，前后径约＿＿＿mm，左右径约＿＿＿mm，横截面积＿＿＿cm^2（对侧相同部位横截面积约＿＿＿cm^2），神经连续，神经外膜回声增高，神经束回声减低/部分神经束膜回声明显增高；神经周围未见/可见肿块图像（有则进一步具体描述）。CDFI：神经干内有/无血流信号。

【超声提示】

_____（神经名称）于_____部位，_____卡压，符合腕管/肘管/踝管综合征。

5.肌骨超声常用分级参考标准

（1）膝关节积液分级依照Ribbens诊断标准

髌上囊无回声区深度≥2 mm定为关节腔积液，股四头肌腱及股骨下段前侧之间出现液性暗区：

少量：2～5 mm。

中量：5～10 mm。

大量：>10 mm。

（2）滑膜增生分级

建议小关节滑膜增生分级按Sukudlarek分级标准，分为4级，参考如下：

0级：无滑膜增生。

1级：滑膜轻度增生，不超过关节两个骨面最高连线。

2级：滑膜增生超过关节两个骨面最高连线，但不超过骨干。

3级：滑膜增生超过关节两个骨面最高连线，并延伸超过一侧骨干。

（3）建议大关节分级按Walther的分级标准，滑膜厚度分为4级

Ⅰ级：滑膜无增生或厚度<2 mm。（正常）

Ⅱ级：滑膜轻度增生，厚度2～5 mm。

Ⅲ级：滑膜中度增生，厚度6～9 mm。

Ⅳ级：滑膜高度增生，厚度>9 mm。

（4）滑膜血流分级

滑膜血流分级Alder标准或Sukudlarek标准：

0级：无彩色血流信号。

Ⅰ级：少数点状血流信号1～2处/单一的血流信号。

Ⅱ级：较多的短线状及点状血流信号/融合的血管信号<增生滑膜1/2区域。

Ⅲ级：丰富的树枝状及网状血流信号/融合的血管信号>增生滑膜1/2区域。

（5）膝关节软骨损伤分级法（参照欧洲Shahriaree标准分级）

0级：正常，声像图表现为低回声带上界为一条均匀曲线，光滑连续，清晰锐利的高回声界面。

Ⅰ级：软骨无明显改变，光滑连续，清晰锐利的高回声界面表面略毛糙。

Ⅱ级：软骨表面毛糙，软骨局部回声增强呈双线征，软骨低回声带局部缺损呈高回声，缺损处基底部残留低回声带<50%。

Ⅲ级：软骨低回声带局部缺损呈高回声，缺损处基底部残留低回声带>50%，后方骨皮质强回声光带连续。

Ⅳ级：软骨明显变薄，甚至完全缺失，暴露软骨下骨，后方骨皮质强回声光带硬化、中断或出现缺损。

五　小儿颅脑及髋关节超声

（一）小儿颅脑超声

1.颅脑正常

【超声描述】

额叶厚____cm/mm，大脑横径____cm/mm，第三脑室宽约____cm/mm；脑结构清楚，中线居中；双侧脑室大小正常，边界清楚；双侧脉络丛外形规则；双侧丘脑、基底核未探及明显异常回声，双侧脑室旁白质回声正常。CDFI：双侧大脑中动脉血流充盈好，左、右侧流速____cm/s、____cm/s，左侧RI____、右侧RI____。

【超声提示】

双侧丘脑、基底核区域及其他结构未见明显异常。

2.脑白质损伤

【超声描述】

脑结构清楚/模糊，中线居中/偏左/偏右；双侧脑室形态正常/失常，左、右侧脑室内径分别宽约____cm/mm、____cm/mm，双侧脉络丛外形规则/欠规则；双侧脑室旁白质回声轻度增高/增高/明显增高，脑室周围未见明显异常，左/右/双侧脑室周围脑白质呈"蜂窝样"。CDFI：双侧大脑中动脉血流充盈好，左、右侧流速____cm/s、____cm/s，左侧RI____、右侧RI____。

【超声提示】

脑室旁回声轻度增高——轻度脑损伤。

脑室旁回声增高——中度脑损伤。

脑室旁回声明显增高——重度脑损伤。

脑室周围脑白质软化灶形成。

3.轻度缺氧缺血性脑病

【超声描述】

脑结构清楚，中线居中；双侧脑室大小正常，边界清楚；双侧脉络丛外形规则；脑实质结构尚清楚，回声局限性增高，强度低于脉络丛回声。CDFI：双侧大脑中动脉血流充盈好，左、右侧流速____cm/s、____cm/s，左侧RI____、右侧RI____。

【超声提示】

轻度HIE。

4.中度缺氧缺血性脑病

【超声描述】

脑结构清楚，中线居中；双侧脑室大小正常/失常，边界清楚；双侧脉络丛外形规则；脑实质弥漫性回声增高，强度接近脉络丛回声。CDFI：双侧大脑中动脉血流充盈好，左、右侧流速____cm/s、____cm/s，左侧RI____、右侧RI____。

【超声提示】

中度HIE。

5.重度缺氧缺血性脑病

【超声描述】

脑结构清楚/模糊，中线居中/偏左/偏右；双侧脑室大小形态正常/失常，边界清楚；双侧脉络丛外形规则；脑实质回声弥漫性增高，强度高于脉络丛回声，脑实质结构模糊、不清晰。CDFI：双侧大脑中动脉血流充盈好，左、右侧流速____cm/s、____cm/s，左侧RI____、右侧RI____。

【超声提示】

重度HIE/脑水肿。

6.新生儿脑室周围-脑室内出血Ⅰ级

【超声描述】

脑结构清楚，中线居中/偏左/偏右；左、右侧脑室内径分别宽约____cm/mm、____cm/mm，左侧/右侧/双侧脑室室管膜下探及高回声/混合回声，范围约____cm/mm×____cm/mm；双侧脑室旁白质回声正常/增高。CDFI：双侧大脑中动脉血流充盈好，左、右侧流速____cm/s、____cm/s，左侧RI____、右侧RI____。

【超声提示】

左侧/右侧/双侧脑室周围-脑室内出血Ⅰ级（PIVHⅠ级）。

7.新生儿脑室周围-脑室内出血Ⅱ级

【超声描述】

脑结构清楚，中线居中/偏左/偏右；左、右侧脑室内径分别宽约____cm/mm、____cm/mm，左侧/右侧/双侧脑室内脉络丛旁可探及高回声，似"双重影"，范围约____cm/mm×____cm/mm；左侧/右侧/双侧脑室内探及高回声/混合回声，范围约____cm/mm×____cm/mm；双侧脑室旁白质回声正常/增高。CDFI：双侧大脑中动脉血流充盈好，左、右侧流速____cm/s、____cm/s，左侧RI____、右侧RI____。

【超声提示】

左侧/右侧/双侧脑室周围-脑室内出血Ⅱ级（PIVHⅡ级）。

8.新生儿脑室周围-脑室内出血Ⅲ级

【超声描述】

脑结构清楚，中线居中/偏左/偏右；左、右侧脑室内径分别宽约____cm/mm、____cm/mm，左侧/右侧/双侧脑室内脉络丛旁可探及高回声，似"双重影"，范围约____cm/mm×____cm/mm；左侧/右侧/双侧脑室内探及高回声/混合回声，范围约____cm/mm×____cm/mm；双侧脑室旁白质回声正常/增高。CDFI：双侧大脑中动脉血流充盈好，左、右侧流速____cm/s、____cm/s，左侧RI____、右侧RI____。

【超声提示】

左侧/右侧/双侧脑室周围-脑室内出血 Ⅲ 级（PIVH Ⅲ级）。

9.新生儿脑室周围-脑室内出血Ⅳ级

【超声描述】

脑结构清楚，中线居中/偏左/偏右；左、右侧脑室内径分别宽约＿＿＿cm/mm、＿＿＿cm/mm，左侧/右侧/双侧脑室内脉络丛旁可探及高回声，似"双重影"，范围约＿＿＿cm/mm×＿＿＿cm/mm；左侧/右侧/双侧脑室内探及高回声/混合回声，范围约＿＿＿cm/mm×＿＿＿cm/mm；另于左/右/双侧脑室旁白质可探及高回声/混合回声，范围约＿＿＿cm/mm×＿＿＿cm/mm。CDFI：双侧大脑中动脉血流充盈好，左、右侧流速＿＿＿cm/s、＿＿＿cm/s，左侧RI＿＿＿、右侧RI＿＿＿。

【超声提示】

左侧/右侧/双侧脑室周围-脑室内出血 Ⅳ 级（PIVH Ⅳ级）。

10.脑室扩张、脑积水

【超声描述】

脑结构清楚，中线居中/偏左/偏右；左、右侧脑室内径分别宽约＿＿＿cm/mm、＿＿＿cm/mm（轻度10～12 mm/中度12～15 mm/重度＞15 mm），边界清楚/欠清晰；双侧脉络丛外形规则；双侧脑室旁白质回声正常/增高。CDFI：双侧大脑中动脉血流充盈好，左、右侧流速＿＿＿cm/s、＿＿＿cm/s，左侧RI＿＿＿、右侧RI＿＿＿。

【超声提示】

左侧/右侧/双侧脑室扩张——脑积水（轻度/中度/重度）。

11.室管膜下囊肿

【超声描述】

脑结构清楚，中线居中；左、右侧脑室内径分别宽约＿＿＿cm/mm、＿＿＿cm/mm，左侧/右侧/双侧脑室室管膜下探及无回声，大小约＿＿＿cm/mm×＿＿＿cm/mm；双侧脑室旁白质回声正常/增高。CDFI：双侧大脑中动脉血流充盈好，左、右侧流速＿＿＿cm/s、＿＿＿cm/s，左侧RI＿＿＿、右侧RI＿＿＿。

【超声提示】

左侧/右侧/双侧室管膜下囊肿。

12.脑实质出血

【超声描述】

脑结构清楚/模糊，中线居中/偏左/偏右；双侧脑室内未见异常回声显示，左、右侧脑室内径分别宽约____cm/mm、____cm/mm。于____探及范围约____cm/mm×____cm/mm的高回声/混合回声，形态规则/不规则，边界清楚/不清楚，内回声不均匀。CDFI：双侧大脑中动脉血流充盈好，左、右侧流速____cm/s、____cm/s，左侧RI____、右侧RI____。

【超声提示】

____高回声，考虑脑实质出血灶。

13.硬膜下出血（积液）

【超声描述】

脑结构清楚，中线居中/偏左/偏右；双侧脑室内未见异常回声显示，左、右侧脑室内径分别宽约____cm/mm、____cm/mm。局部脑外间隙可见无回声暗区/高回声区，沿颅骨内缘呈梭形，范围约____cm/mm×____cm/mm，相邻组织受压/未见受压。CDFI：双侧大脑中动脉血流充盈好，左、右侧流速____cm/s、____cm/s，左侧RI____、右侧RI____。

【超声提示】

硬膜下出血（积液）。

14.Dandy-Walker畸形

【超声描述】

脑结构清楚，中线居中，小脑引部部分/完全缺失，第四脑室正常/囊状扩张宽约____cm/mm，后颅窝池宽约____cm/mm，双侧脑室形态正常/增宽，左、右侧脑室内径分别宽约____cm/mm、____cm/mm，第三脑室内径约____cm/mm。CDFI：双侧大脑中动脉血流充盈好，左、右侧流速____cm/s、____cm/s，左侧RI____、右侧RI____。

【超声提示】

脑结构声像图所见，Dandy-Walker畸形多考虑。

15.脑感染

【超声描述】

脑实质结构尚清楚/模糊，中线居中；双侧脑室大小正常，边界清楚；双侧脉络丛外形规则；脑沟、脑裂增宽，回声增高/脑实质内可探及多个混合回声，似"牛眼征"。CDFI：双侧大脑中动脉血流充盈好，左、右侧流速____cm/s、____cm/s，左侧RI____、右侧RI____。

【超声提示】

结合病史，真菌性脑膜炎可能/感染性脑膜炎可能。

（二）婴幼儿髋关节超声

1.Ⅰ型髋关节模板

超声描述：		
	右侧髋关节	左侧髋关节
α角	≥60°	≥60°
β角	>55°	≤55°
股骨头直径	____mm	____mm
骨化核	未(可)见	未(可)见
软骨性髋臼顶	锐利	锐利
骨性髋臼缘	成角	成角
股骨头覆盖率（FHC）	____%	____%
Graf分型	Ⅰb型	Ⅰa型
超声提示： 　右髋关节发育良好,成熟型髋关节。Graf分型 Ⅰb型。 　左髋关节发育良好,成熟型髋关节。Graf分型 Ⅰa型。		

2. Ⅱa/Ⅱb 型髋关节

超声描述：

	右侧髋关节	左侧髋关节
α角	50°～59°	50°～59°
β角	____°	____°
股骨头直径	____mm	____mm
骨化核	未（可）见	未（可）见
软骨性髋臼顶	锐利（毛糙）	锐利（毛糙）
骨性髋臼缘	成角（圆钝）	成角（圆钝）
股骨头覆盖率（FHC）	____%	____%
Graf分型	Ⅱa/b型	Ⅱa/b型

超声提示：

　　右（左）髋关节发育不良，不成熟型髋关节。Graf分型 Ⅱb型。

　　左（右）髋关节发育欠佳，生理性不成熟型髋关节。Graf分型 Ⅱa型。

注：患儿月龄＜12周，α范围50°～59°，Graf分型为Ⅱa；患儿月龄＞12周，α范围50°～59°，Graf分型为Ⅱb。

3. Ⅱc/D 型髋关节模板

超声描述：

	右侧髋关节	左侧髋关节
α角	43°～49°	43°～49°
β角	≥77°	＜77°
股骨头直径	____mm	____mm
骨化核	未（可）见	未（可）见
软骨性髋臼顶	毛糙	毛糙
骨性髋臼缘	平坦	平坦
股骨头覆盖率（FHC）	____%	____%
Graf分型	D型	Ⅱc型

超声提示：

　　右髋关节发育不良，半脱位髋关节。Graf分型 D型。

　　左髋关节发育不良，半脱位髋关节。Graf分型 Ⅱc型。

4.Ⅲ/Ⅳ型髋关节模板

超声描述:		
	右侧髋关节	左侧髋关节
α角	<43°	<43°
β角	–	–
股骨头直径	＿＿＿mm	＿＿＿mm
骨化核	未(可)见	未(可)见
软骨性髋臼顶	毛糙	毛糙
骨性髋臼缘	平坦(软骨顶受压向头侧移位)	平坦(软骨顶受压向足侧移位)
股骨头覆盖率(FHC)	＿＿＿%	＿＿＿%
Graf分型	Ⅲ型	Ⅳ型
超声提示: 　　右髋关节发育不良,脱位髋关节。Graf分型 Ⅲ型。 　　左髋关节发育不良,脱位髋关节。Graf分型 Ⅳ型。		
注:Ⅲ/Ⅳ型脱位髋关节,报告中需对关节结构进行详细描述,α、β角及股骨头覆盖率(FHC)可不做测量。		

六 血管超声

（一）颈部血管超声

1. 正常颈部血管

（1）颈动脉

【超声描述】

双侧颈总动脉管径对称，颈总动脉远段（分叉水平下方 1.0～1.5 cm）内中膜不厚，右侧厚＿＿＿cm，左侧厚＿＿＿cm，各段流速及频谱形态正常。

双侧颈内动脉管径对称，右侧流速＿＿＿cm/s，左侧流速＿＿＿cm/s，流速及频谱形态正常。

双侧椎动脉走行正常，右侧管径＿＿＿cm，流速＿＿＿cm/s；左侧管径＿＿＿cm，流速＿＿＿cm/s。

双侧锁骨下动脉及颈外动脉管径、流速及频谱形态正常。

【超声提示】

双侧颈动脉未见明显异常。

（2）颈内静脉

【超声描述】

右侧颈内静脉入无名静脉水平（J1）管径＿＿＿cm，流速＿＿＿cm/s，中段（J2）管径＿＿＿cm，流速＿＿＿cm/s，上段（J3）管径＿＿＿cm，流速＿＿＿cm/s，管腔内透声好，探头加压后管腔可完全闭合，瓣膜活动良好。

左侧颈内静脉入无名静脉水平（J1）管径＿＿＿cm，流速＿＿＿cm/s，中段（J2）管径＿＿＿cm，流速＿＿＿cm/s，上段（J3）管径＿＿＿cm，流速＿＿＿cm/s，管腔内透声好，探头加压后管腔可完全闭合，瓣膜活动良好。

【超声提示】

双侧颈内静脉超声未见异常。

2.异常颈部血管

（1）颈动脉斑块并狭窄

【超声描述】

双侧颈总动脉管径对称，颈总动脉远段（分叉水平下方1.0～1.5 cm）内中膜不均匀性增厚，右侧厚＿＿＿cm，左侧厚＿＿＿cm，＿＿＿侧＿＿＿段前外侧壁/后内侧壁探及大小＿＿＿（长）cm×＿＿＿（厚）cm规则/不规则的低/等/强回声，各段流速及频谱形态正常。

双侧颈内动脉管径不对称，内中膜不均匀性增厚，右侧颈动脉球部前外侧壁与后内侧壁分别探及大小＿＿＿（长）cm×＿＿＿（厚）cm、＿＿＿（长）cm×＿＿＿（厚）cm规则/不规则的低/等/强回声，致管腔内径减小，残余管径＿＿＿cm，原始管径＿＿＿cm。CDFI：狭窄处血流信号呈"五彩混叠"，狭窄处流速增快，流速＿＿＿cm/s，狭窄远段流速明显减低，流速＿＿＿cm/s，远段血流频谱呈低阻改变；左侧颈内动脉管径、流速及频谱形态未见明显异常。

双侧椎动脉走行正常，右侧管径＿＿＿cm，流速＿＿＿cm/s；左侧管径＿＿＿cm，流速＿＿＿cm/s。

双侧锁骨下动脉及颈外动脉管径、流速及频谱形态正常。

【超声提示】

双侧颈动脉内中膜增厚伴斑块形成（多发）。

右侧颈内动脉狭窄（70%～99%）。

（2）双侧颈动脉大动脉炎

【超声描述】

双侧颈总动脉管径对称，内中膜均匀性增厚，呈"被褥"征改变，右侧较厚处厚＿＿＿cm，左侧较厚处厚＿＿＿cm，各段流速及频谱形态正常。

双侧颈内动脉管径不对称，右侧管腔内径减小，残余管径＿＿＿cm，原始管径＿＿＿cm，狭窄处流速增快，流速＿＿＿cm/s，狭窄远段流速正常，流速＿＿＿cm/s；左侧流速＿＿＿cm/s，各段流速及频谱形态正常。

双侧椎动脉走行正常，右侧管径＿＿＿cm，流速＿＿＿cm/s；左侧管径_____cm，流速_____cm/s。

双侧锁骨下动脉及颈外动脉管径、流速及频谱形态正常。

【超声提示】

双侧颈动脉大动脉炎改变。

右侧颈内动脉狭窄（50%～69%）。

（3）椎动脉狭窄

【超声描述】

双侧颈总动脉管径对称，内中膜增厚，右侧厚_____cm，左侧厚_____cm，各段流速及频谱形态正常。

双侧颈内动脉管径对称，右侧流速_____cm/s，左侧流速_____cm/s，流速及频谱形态正常。

双侧椎动脉走行正常，右侧（椎间隙段）管径_____cm，（椎间隙段）流速_____cm/s，频谱形态正常/频谱形态呈低阻改变，开口处流速_____cm/s；左侧管径_____cm，流速_____cm/s。

双侧锁骨下动脉及颈外动脉管径、流速及频谱形态正常。

【超声提示】

双侧颈动脉内中膜增厚。

右侧椎动脉狭窄（V1：小于50%/50%～69%/70%～99%）。

（4）锁骨下动脉盗血

【超声描述】

双侧颈总动脉管径对称，内中膜增厚，右侧厚_____cm，左侧厚_____cm，各段流速及频谱形态正常。

双侧颈内动脉管径对称，右侧流速_____cm/s，左侧流速_____cm/s，流速及频谱形态正常。

双侧椎动脉走行正常，右侧管径_____cm，流速_____cm/s，收缩期可见"切迹"/收缩期血流方向逆转，舒张期血流方向正常/血流方向完全逆转；左侧管径_____cm，流速_____cm/s。

右侧锁骨下动脉开口处后壁探及大小_____（长）cm×_____（厚）cm规则/不规则的低/等/强回声，致管腔内径减小，残余管径_____cm，原始管径_____cm，狭窄处流速_____cm/s。狭窄处远段流速正常，流速_____cm/s/狭窄远段流速明显减低，流速_____cm/s，远段血流频谱呈低阻改变；左侧锁骨下动脉及双侧颈外动脉管径、流速及频谱形态正常。

【超声提示】

双侧颈动脉内中膜增厚伴斑块形成。

右侧锁骨下动脉狭窄（50%～69%/70%～99%）。

右侧锁骨下动脉盗血（隐匿型/部分型/完全型）。

（二）经颅多普勒超声

1.正常脑血管

【超声描述】

双侧大脑中动脉、前动脉、后动脉、颈内动脉终末段、虹吸段、眼动脉血流正常对称，频谱形态、搏动指数及声频未见异常。

双侧椎动脉、基底动脉血流速度正常，频谱形态、搏动指数及声频未见异常。

【超声提示】

脑血管超声未见明显异常。

2.异常脑血管

（1）脑动脉硬化改变

【超声描述】

双侧大脑中动脉、前动脉、后动脉、颈内动脉终末段或虹吸段、眼动脉血流速度正常对称，频谱形态改变，峰钝/峰高尖，搏动指数正常/增高，血流声频未闻异常。

双侧椎动脉、基底动脉血流速度正常，频谱形态改变，峰钝/峰高尖，搏动指数正常/增高，血流声频未闻异常。

【超声提示】

脑动脉硬化血流频谱改变/脑动脉硬化血流频谱改变（高阻型）。

（2）颞窗闭合

【超声描述】

颞窗透声不良，经眼窗检查：

双侧大脑中动脉、前动脉、颈内动脉虹吸段及眼动脉血流速度对称，频谱形态、搏动指数及声频未见异常。

双侧椎动脉、基底动脉血流速度正常，频谱形态、搏动指数及声频未见异常。

【超声提示】

脑血管超声未见明显异常。

（3）颅内动脉多发狭窄

【超声描述】

双侧大脑中动脉、前动脉、后动脉、颈内动脉终末段或虹吸段、眼动脉流速不对称，双侧大脑中动脉、前动脉、颈内动脉终末段流速相对增快，频谱形态改变，峰钝，声频粗糙伴涡流，搏动指数正常。

双侧椎动脉，基底动脉流速正常，频谱形态改变，峰钝，搏动指数正常。

【超声提示】

脑动脉硬化血流频谱改变。

颅内动脉多发狭窄（轻/中/重度）。

（4）颈动脉颅外段病变

【超声描述】

双侧大脑中动脉峰值流速不对称，左侧流速相对减低（左侧＿＿＿cm/s，右侧＿＿＿cm/s），血流频谱形态改变，峰钝，峰时延迟，血管搏动指数减低（左侧PI＿＿＿，右侧PI＿＿＿）。

双侧大脑前动脉峰值流速不对称，左侧流速相对减低（＿＿＿cm/s），右侧代偿性增快（＿＿＿cm/s），血管搏动指数减低（左侧PI＿＿＿，右侧PI＿＿＿）。双侧血流方向不一致，左侧逆转，压迫右侧颈总动脉时，左侧大脑前动脉流速进一步减低（前交通支开放征）。

双侧大脑后动脉峰值流速不对称，左侧流速明显增快（左侧＿＿＿cm/s，右侧＿＿＿cm/s），血管搏动指数明显减低（左侧PI＿＿＿，右侧PI＿＿＿），压迫右侧颈总动脉时，左侧大脑后动脉流速进一步升高（后交通支开放征）。

双侧眼动脉峰值流速不对称，左侧流速明显增快（左侧＿＿＿cm/s，右侧＿＿＿cm/s），血管搏动指数减低（PI＿＿＿），血流方向逆转（左侧颈内-

外动脉侧支开放征），右侧眼动脉流速、频谱形态及血管搏动指数正常
（PI＿＿＿＿）。

双侧椎动脉和基底动脉流速代偿性增快，血流频谱形态正常，峰钝，
搏动指数正常。

【超声提示】

左侧颈内动脉颅外段血管病变（请结合颈动脉超声）。

前交通支开放。

左侧后交通支开放。

左侧颈内-外动脉侧支开放。

（5）大脑中动脉闭塞性病变

【超声描述】

双侧大脑中动脉血流速度不对称，左侧大脑中动脉流速明显减低，
沿中动脉主干由浅入深连续探查，无连续性血流信号，流速
＿＿＿＿cm/s，并可探及多支低搏动性血流信号（左侧PI＿＿＿＿，右侧PI＿＿＿＿），
左侧颈内动脉终末段流速相对减低，左侧大脑前动脉、后动脉流速增快，
右侧大脑中动脉、颈内动脉终末段、大脑前动脉及后动脉流速正常，频谱
形态正常，峰钝，搏动指数正常。

双侧椎动脉、基底动脉流速正常／增快，频谱形态、搏动指数及声频
未见异常。

【超声提示】

左侧大脑中动脉闭塞。

左侧大脑前动脉、后动脉代偿性增快。

（6）烟雾病

【超声描述】

双侧大脑中动脉血流速度不对称，双侧大脑中动脉M1无连续性血流信
号，可探及多支双向低流速低搏动血流信号，最高流速＿＿＿＿cm/s，双侧颈内
动脉C1流速不对称，双侧流速均增快，声频粗糙伴涡流，搏动指数正常。

双侧大脑前动脉流速对称，双侧流速增快，声频粗糙伴涡流，搏动指
数正常，双侧大脑后动脉流速代偿性增快，频谱形态改变，峰钝，双侧眼
动脉流速代偿性增快，搏动指数相对减低。

双侧椎动脉及基底动脉流速代偿性增快，频谱形态改变，峰钝，搏动

指数及声频未见异常。

【超声提示】

颅内动脉闭塞病变，多考虑烟雾病脑血流改变。

（7）锁骨下动脉盗血

【超声描述】

双侧大脑中动脉、前动脉、后动脉、颈内动脉终末段或虹吸段、眼动脉流速对称，频谱形态、搏动指数及声频未见异常。

左侧椎动脉血流频谱形态异常，频谱显示收缩期"切迹"征/收缩期血流方向逆转，舒张期血流方向正常，呈现双向"振荡性"血流频谱/收缩期血流方向完全逆转。右侧椎动脉、基底动脉流速正常/增快，频谱形态、搏动指数及声频未见异常。

【超声提示】

左侧椎动脉频谱形态改变，左侧锁骨下动脉盗血形成（隐匿型/部分型/完全型）。

（8）椎动脉、基底动脉狭窄

【超声描述】

双侧大脑中动脉、前动脉、颈内动脉终末段或虹吸段、眼动脉流速对称，频谱形态、搏动指数及声频未见异常，双侧大脑后动脉流速正常，伴低搏动性改变。

双侧椎动脉流速节段性增快，声频粗糙伴涡流，并可闻及乐性杂音，远段流速相对减低，伴/无低搏动性改变，基底动脉流速正常/相对减低/增快，声频及搏动指数正常，伴涡流频谱，远段流速正常，伴/无低搏动性改变。

【超声提示】

双侧椎动脉狭窄（轻/中/重度）。

基底动脉狭窄（轻/中/重度）。

（9）椎动脉颅外段病变

【超声描述】

双侧大脑中动脉、前动脉、后动脉、颈内动脉终末段或虹吸段、眼动脉流速对称，频谱形态、搏动指数及声频未见异常。

左侧椎动脉血流呈低流速低搏动性改变，右侧椎动脉及基底动脉血流速度正常，频谱形态、搏动指数及声频未见异常。

【超声提示】

左侧椎动脉低流速低搏动改变，颅外段病变（考虑左侧椎动脉开口处狭窄）。

（10）TCD发泡试验

【超声描述】

经双通道多深度行双侧大脑中动脉血流监测：患者取平卧位，于右肘正中静脉快速推注生理盐水与静脉血混合液，持续观察双侧大脑中动脉血流速度及频谱形态变化，嘱患者行Valsava试验后，于频谱内未观察/观察到异常声频血流信号。

试验完毕后，患者无不适反应。

【超声提示】

生理盐水发泡试验阴性/阳性。

（三）上肢血管超声

1. 正常上肢血管

【超声描述】

双上肢动脉管径正常，管壁光滑，内中膜不厚，彩色血流充填良好，频谱形态正常。

双上肢深静脉主干管径正常，管腔内未见异常回声，彩色血流充填良好，呈自发性、周期性血流，探头加压后管腔可完全闭合。

双上肢头静脉、贵要静脉管腔通畅，管腔内未见异常回声，彩色血流充填良好，探头加压后管腔可完全闭合。

【超声提示】

双上肢动脉、静脉未见明显异常。

2. 异常上肢血管

（1）上肢动脉、静脉血管（造瘘前）

【超声描述】

左上肢腕部：

桡动脉：内径_____cm，距皮_____cm，流速_____cm/s。

头静脉：内径_____cm，距皮_____cm，流速_____cm/s。

桡动脉–头静脉间距_____cm。

右上肢腕部：

桡动脉：内径_____cm，距皮_____cm，流速_____cm/s。

头静脉：内径_____cm，距皮_____cm，流速_____cm/s。

桡动脉–头静脉间距_____cm。

双上肢动脉管径正常，管壁光滑，内中膜不/增厚，彩色血流充填良好，频谱形态正常。

双上肢深静脉主干管径正常，管腔内未见异常回声，彩色血流充填良好，呈自发性、周期性血流，探头加压后管腔可完全闭合。

【超声提示】

双侧上肢动脉、静脉未见明显异常。

（2）上肢动脉、静脉血管（造瘘后）

【超声描述】

右侧（腕部）头静脉与桡动脉端侧吻合造瘘术后：

右侧肱动脉内径_____cm，峰值流速_____cm/s，平均流速_____cm/s，血流量_____ml/min。

吻合口处内径_____cm，峰值流速_____cm/s（V_1），距吻合口2 cm处供血动脉峰值流速_____cm/s（V_2），V_1/V_2=_____。

右上肢头静脉管腔通畅，彩色血流充填良好，频谱呈动脉样低阻改变，流速由动脉、静脉内瘘处向近心段逐渐减低，探头加压后管腔可完全闭合。

右上肢动脉内中膜不/增厚，管壁光滑，管腔内血流充盈良好。

右上肢深静脉主干管径正常，管腔内未见异常回声，彩色血流充填良好，呈自发性、周期性血流，探头加压后管腔可完全闭合。

【超声提示】

右侧（腕部）头静脉与桡动脉造瘘术后，吻合口处管径正常、管腔通畅，未见明显狭窄及闭塞。

右侧上肢动脉、静脉未见明显异常。

（3）左/右侧桡动脉-头静脉造瘘术后，瘘口处血栓形成

【超声描述】

左/右侧桡动脉与头静脉间可探及直接交通（瘘），瘘口宽＿＿＿cm，长＿＿＿cm，瘘口处探及低回声充填，探头加压后管腔不闭合，管腔内未探及血流信号。

左/右侧桡动脉（流入道动脉）管径正常，内中膜不增厚/增厚，内壁光滑，管腔内未探及异常回声，血流充填良好，瘘口近心端流速＿＿＿cm/s，瘘口远心端流速＿＿＿cm/s，频谱形态呈低阻改变。

左/右侧头静脉（流出道静脉）管径＿＿＿cm，管腔内充满低回声，范围＿＿＿cm，探头加压后管腔不闭合，管腔内未探及血流信号。

【超声提示】

左/右侧桡动脉-头静脉造瘘术后，瘘口处血栓形成。

左/右侧头静脉血栓形成。

（4）PICC置管

【超声描述】

左上肢PICC置管术后，左上肢贵要静脉、腋静脉、锁骨下静脉可探及“平行管”样强回声，管腔通畅，血流充填良好。

左上肢动脉管径正常，管壁光滑，内中膜不增厚/增厚，彩色血流充填良好，频谱形态正常。

左上肢深静脉主干管径正常，管腔内未见异常回声，彩色血流充填良好，呈自发性、周期性血流，探头加压后管腔可完全闭合。

【超声提示】

左上肢PICC置管术后，左上肢动脉、静脉未见明显异常。

（四）下肢血管超声

1.正常双下肢血管

【超声描述】

双下肢股总动脉、股深动脉、股浅动脉、腘动脉、胫前动脉、胫后动脉、腓动脉及足背动脉管径正常，内中膜不厚，内壁光滑，管腔内未见异

常回声显示。CDFI：彩色血流充填良好，频谱形态正常。

双下肢深静脉主干：股总静脉、股深静脉、股静脉、腘静脉、胫前静脉、胫后静脉及腓静脉管径正常，内壁光滑，管腔内透声好，探头加压后管腔可完全闭合，彩色血流充填良好，增加腹压（Valsalva试验）及远端肢体加压试验后，未探及明显反流频谱。

左侧大隐静脉终末端内径_____cm，右侧大隐静脉终末端内径_____cm，乏氏试验均未探及反流。

【超声提示】

双下肢动脉血流通畅，未见狭窄及闭塞。

双下肢深静脉主干血流通畅，未见血栓形成，瓣膜功能良好。

双侧大隐静脉未见扩张。

2.异常双下肢血管

（1）双下肢动脉壁多发钙化

【超声描述】

双下肢股总动脉、股深动脉、股浅动脉、腘动脉、胫前动脉、胫后动脉、腓动脉及足背动脉管径正常，内中膜不增厚/增厚，内壁欠光滑，前、后壁探及多个点状强回声，管腔内未见异常回声显示。CDFI：彩色血流充填良好，频谱形态正常。

【超声提示】

双下肢动脉壁多发钙化。

（2）双下肢动脉多发斑块并狭窄

【超声描述】

双下肢股总动脉、股深动脉、股浅动脉、腘动脉、胫前动脉、胫后动脉、腓动脉及足背动脉管径正常，内中膜不均匀增厚，左侧较厚处位于_____动脉，厚_____cm，右侧较厚处位于_____动脉，厚_____cm，内壁不光滑，沿管壁探及多个强/低回声，较大者位于_____动脉_____段_____壁，大小_____（长）cm×_____（厚）cm，致管腔内径减小，残余管径_____cm，原始管径_____cm。CDFI：狭窄处血流信号呈"五彩混叠"，狭窄处流速（PSV/EDV）_____/_____cm/s，狭窄近心端流速（PSV/EDV）_____/_____cm/s。

【超声提示】

双下肢动脉内中膜不均匀增厚并多发斑块形成。

_____动脉狭窄（狭窄率_____%～_____%）。

（3）下肢真性动脉瘤并血栓形成

【超声描述】

_____动脉内中膜增厚，局部囊样扩张，内径_____cm，近心段内径_____cm，扩张管腔内可探及范围_____cm×_____cm低回声。CDFI：_____动脉局部血流充盈欠佳，脉冲多普勒显示收缩期峰值流速减低，流速_____cm/s，舒张期反向血流消失，频谱形态呈"双相"。

【超声提示】

_____动脉局限性扩张，考虑真性动脉瘤并血栓形成。

（4）下肢假性动脉瘤形成

【超声描述】

_____动脉旁可探及大小_____cm×_____cm无回声，边界欠清晰，外形规则/不规则，内透声欠佳，内可探及细密点状低回声，呈"云雾"状，无回声与_____动脉相通，瘘口宽_____cm。CDFI：无回声内彩色血流信号紊乱/呈"涡流"状，收缩期可探及高速血流自_____动脉流入无回声内，舒张期可探及低速血流自无回声流入_____动脉，脉冲多普勒显示瘘口处可探及双向血流频谱。

【超声提示】

_____动脉旁无回声病灶，考虑假性动脉瘤形成。

（5）下肢动静脉瘘

【超声描述】

_____动脉局部结构失常，_____动脉与_____静脉之间探及宽_____cm管状无回声相通，交通处_____动脉与_____静脉呈瘤样扩张，较宽处内径分别_____cm、_____cm。CDFI：管状无回声内可探及色彩明亮的血流信号，血流方向自_____动脉流向_____静脉，频谱多普勒显示管状无回声内可探及连续性高速低阻动脉样血流频谱，近心端动脉频谱呈低阻改变，静脉内可探及高速动脉血流频谱，动脉流速_____cm/s，静脉流速_____cm/s。

【超声提示】

_____动脉与_____静脉动静脉瘘形成。

（6）下肢深、浅静脉瓣膜关闭功能不全

【超声描述】

双下肢深静脉主干：股总静脉、股深静脉、股静脉、腘静脉、胫前静脉、胫后静脉及腓静脉走行正常，管径正常/增宽，内壁光滑，管腔内透声好，探头加压后管腔可完全闭合，彩色血流充填良好，增加腹压（Valsalva试验）及远端肢体加压试验后，双下肢深静脉内均探及反流信号，反流时间分别为LSFV＿＿＿s，LPOV＿＿＿s，RSFV＿＿＿s，RPOV＿＿＿s。

双侧大隐静脉终末端内径增宽，左侧宽＿＿＿cm，右侧宽＿＿＿cm，左、右侧隐股静脉瓣膜处探及持续反流信号，左侧反流时间＿＿＿s，右侧反流时间＿＿＿s。

【超声提示】

双下肢深静脉、浅静脉瓣膜关闭功能不全。

（7）下肢深静脉主干血栓形成（完全型/部分型）

【超声描述】

＿＿＿下肢股总静脉、股深静脉、股静脉、腘静脉、胫后静脉管径增宽，管腔内充满低回声/管腔内可探及低回声，管腔内未探及彩色血流信号/管腔内可探及宽＿＿＿cm窄束样血流信号，探头加压后管腔不闭合/不能完全闭合。

【超声提示】

＿＿＿下肢股总静脉、股深静脉、股静脉、腘静脉、胫后静脉血栓形成（完全型/部分型）。

（8）下肢深静脉血栓再通

【超声描述】

＿＿＿静脉管径较细，走行正常，内壁毛糙、增厚，管腔内可探及等/高回声充填，探头加压后管腔不完全闭合。CDFI：＿＿＿静脉管腔内血流信号充盈缺损，＿＿＿静脉横截面积＿＿＿cm^2，血流束面积＿＿＿cm^2，增加腹压（Valsalva试验）及远端肢体加压试验后，＿＿＿静脉内径无明显扩张。

【超声提示】

＿＿＿静脉血栓形成并部分再通（面积再通率约＿＿＿%）。

（9）下肢浅静脉血栓性静脉炎

【超声描述】

_____静脉_____段走行迂曲，管径局部增宽，内壁欠光滑，管壁增厚，回声减低，管腔内透声差，管腔内可探及实性低回声充填，探头加压后管腔不闭合。CDFI：_____静脉_____段管腔内未探及彩色血流信号。

【超声提示】

_____静脉_____段血栓性静脉炎。

（五）腹部血管超声

1.正常腹部血管

（1）腹主动脉

【超声描述】

腹主动脉走行及管径正常，内中膜不厚，上段前后径_____cm，中段前后径_____cm，下段前后径_____cm，各段流速正常，彩色血流充填良好，频谱形态呈"三相"波。

【超声提示】

腹主动脉未见明显异常。

（2）下腔静脉

【超声描述】

下腔静脉肝后段前后径_____cm，中段前后径_____cm，下段前后径_____cm，各段流速正常，内壁光滑，管腔内透声好，彩色血流充填良好，频谱形态呈周期性改变。

【超声提示】

下腔静脉未见明显异常。

（3）肝静脉

【超声描述】

肝左静脉内径_____cm，流速_____cm/s；肝中静脉内径_____cm，流速_____cm/s；肝右静脉内径_____cm，流速_____cm/s；内壁光滑，管腔内透声好，彩色血流充填良好，频谱形态正常。

【超声提示】

肝左、肝中、肝右静脉未见明显异常。

（4）门静脉系

【超声描述】

门静脉主干内径_____cm，流速_____cm/s，为单向入肝血流，连续低速带状频谱，呈"期相"性改变。

脾静脉脾门处内径_____cm，流速_____cm/s，为单向出脾血流，呈略有波动的带状频谱。

肠系膜上静脉内径_____cm，流速_____cm/s，管腔通畅，血流充填良好，呈连续性低速带状频谱。

【超声提示】

门静脉、脾静脉、肠系膜上静脉未见明显异常。

（5）肾血管

【超声描述】

双肾位置、大小、形态正常，皮质回声均匀，肾窦未见分离。

左肾动脉内径_____cm，PSV_____cm/s，EDV_____cm/s，RI_____，PI_____。

右肾动脉内径_____cm，PSV_____cm/s，EDV_____cm/s，RI_____，PI_____。

左肾静脉内径_____cm，流速_____cm/s。

右肾静脉内径_____cm，流速_____cm/s。

【超声提示】

双肾结构未见异常。

双肾动脉、静脉血流参数未见异常。

2.异常腹部血管

（1）腹主动脉夹层

【超声描述】

腹主动脉管腔内可探及带状高回声，带状高回声随心脏搏动而摆动，真腔内径_____cm，内可见明亮红色血流，真腔内流速_____cm/s，频谱形态正常；假腔内径_____cm，内可探及暗淡蓝色血流，假腔内流速_____cm/s，频谱形态失常。

【超声提示】

腹主动脉夹层。

（2）腹主动脉真性动脉瘤

【超声描述】

腹主动脉内中膜增厚，内壁不光滑，腹主动脉局部呈囊样扩张，范围＿＿＿（前后径）cm×＿＿＿（左右径）cm×＿＿＿（上下径）cm，近心端腹主动脉管径＿＿＿cm，两者管径之比＞1.5，瘤体上缘距肾动脉开口水平＿＿＿cm，瘤体下缘距腹主动脉分叉水平＿＿＿cm，瘤腔内彩色血流呈"涡流"。

【超声提示】

腹主动脉真性动脉瘤。

（3）下腔静脉血栓形成

【超声描述】

下腔静脉＿＿＿段管径增宽，较宽处内径＿＿＿cm，下腔静脉＿＿＿段管腔内探及范围＿＿＿cm×＿＿＿cm的低回声，内回声不均匀，管腔内未探及血流信号/探及宽＿＿＿cm窄束状血流信号。

【超声提示】

下腔静脉＿＿＿段血栓形成/血栓形成并部分再通（直径再通率＿＿＿%）。

（4）布-加综合征

①肝外型

【超声描述】

下腔静脉右房入口处管腔内可探及膜样等/高回声，血流束变细，可探及花色血流信号，流速＿＿＿cm/s，频谱形态失常。

【超声提示】

下腔静脉右房入口处狭窄，多考虑布-加综合征（肝外型）。

②肝内型

【超声描述】

肝＿＿＿静脉管腔内透声欠佳，可探及范围＿＿＿cm×＿＿＿cm的低回声，内回声不均匀，管腔内可探及宽＿＿＿cm的窄束状花色血流信号，流速＿＿＿cm/s，频谱形态失常，三相波消失/管腔内透声差，可探及低回声充填，管腔内未探及血流信号，肝静脉间可探及交通支。

【超声提示】

肝_____静脉狭窄/闭塞，多考虑布-加综合征（肝内型）。

（5）门静脉海绵样变

【超声描述】

门静脉管腔内可探及低回声充填，管腔内未探及血流信号/门静脉正常结构消失，周围可探及"网格状"无回声。CDFI："网格"状无回声内可探及彩色血流信号，频谱多普勒可探及连续带状低速血流频谱。

【超声提示】

门静脉血栓形成并门静脉海绵样变/门静脉海绵样变。

（6）肾动脉狭窄

【超声描述】

_____肾位置正常，大小_____cm×_____cm×_____cm，形态正常/失常，皮质回声均匀/增强，肾窦未见分离。

_____肾动脉开口处管腔内径减小，宽_____cm。CDFI：可探及明亮血流信号，开口处流速PSV_____cm/s，EDV_____cm/s，RI_____，PI_____；肾门处肾动脉流速减低，PSV_____cm/s，EDV_____cm/s，RI_____，PI_____，叶间动脉频谱呈低阻改变。肾动脉水平腹主动脉PSV_____cm/s，开口处肾动脉峰值流速与肾动脉水平处腹主动脉峰值流速比值_____。

【超声提示】

_____肾动脉狭窄（中/重度）。

_____肾结构未见明显异常/_____肾体积减小。

（7）胡桃夹

【超声描述】

左肾静脉：腹主动脉与肠系膜上动脉夹角_____°，夹角处左肾静脉内径_____cm，流速_____cm/s，腹主动脉左侧缘左肾静脉内径_____cm，流速_____cm/s，两者内径比值小于/大于1/3。

脊柱背伸位15 min后，腹主动脉与肠系膜上动脉夹角处左肾静脉内径_____cm，腹主动脉左侧缘左肾静脉内径_____cm，两者内径比值小于/大于1/4。

【超声提示】

左肾静脉"胡桃夹"阳/阴性。

（8）双肾血流量

【超声描述】

双肾位置正常，左肾大小_____cm×_____cm×_____cm，皮质厚_____cm，右肾大小_____cm×_____cm×_____cm，皮质厚_____cm，双肾皮质回声均匀/增强，双侧肾窦未见分离。

左肾动脉内径_____cm，平均流速_____cm/s，血流量_____ml/min。

右肾动脉内径_____cm，平均流速_____cm/s，血流量_____ml/min。

【超声提示】

双肾结构未见明显异常/弥漫性病变。

双肾血流量正常/减少。

（9）移植肾

【超声描述】

左/右髂窝探及一肾脏图像，大小_____cm×_____cm×_____cm，形态正常，皮质回声均匀，皮髓分界清晰，集合系统未见分离，肾周未见异常。CDFI：彩色血流充盈良好，呈"树枝"状分布。

肾动脉频谱测值如下：

MRA：PSV_____cm/s，EDV_____cm/s，RI_____。

SRA：PSV_____cm/s，EDV_____cm/s，RI_____。

IRA：PSV_____cm/s，EDV_____cm/s，RI_____。

移植肾动脉主干与髂动脉吻合口处内径_____cm，峰值流速_____cm/s。

移植肾静脉主干与髂静脉吻合口处内径_____cm，流速_____cm/s。

【超声提示】

移植肾结构未见异常。

移植肾血流未见异常。

（10）移植肝

【超声描述】

肝移植术后：移植肝脏形态如常，大小属正常范围，被膜平整，肝实质回声均匀，血管走行清晰，肝内胆管未见异常。

胆管：肝外胆管内径宽_____cm，管壁回声正常，厚度正常，显示段内未见明显异常回声。

肝动脉：肝门部（肝总动脉/肝固有动脉）内径_____cm，PSV_____cm/s，EDV_____cm/s，MDV_____cm/s，RI_____。

左肝动脉：PSV_____cm/s，EDV_____cm/s，MDV_____cm/s，RI_____。

右肝动脉：PSV_____cm/s，EDV_____cm/s，MDV_____cm/s，RI_____。

门静脉：门静脉吻合口处内径_____cm，流速_____cm/s；门静脉吻合口远端内径_____cm，流速_____cm/s；门静脉吻合口近端内径_____cm，流速_____cm/s。

脾静脉：脾静脉内径_____cm，流速_____cm/s，脾门处未见明显迂曲扩张血管结构。

肝静脉：肝右静脉内径_____cm，肝中静脉内径_____cm，肝左静脉内径_____cm，血流充盈良好，流速正常，频谱形态正常。

【超声提示】

移植肝术后：

移植肝结构未见明显异常。

肝动脉、肝静脉、门静脉显示段管腔通畅，血流未见明显异常。

七　超声造影及介入超声

（一）超声造影

1.肝脏

（1）肝脏血管瘤

【超声描述】

病灶二维超声所见：肝S____段探及大小约____cm×____cm的____回声病灶，外形规则，边界清，内似呈网格状。

超声造影：经左前臂浅静脉（肘正中静脉）团注造影剂（声诺维）____ml，随即注入0.9%生理盐水5 ml，肝S____段____回声病灶于造影剂注入____s呈结节状向心性/全瘤高增强，增强高于周围肝组织，门脉期病灶持续向心性/全瘤高增强，门脉晚期及延迟期持续向心性/全瘤略高增强；延迟期扫查，余肝组织未见异常增强灶。

【超声提示】

肝S____段____回声病灶，超声造影符合肝脏血管瘤。

（2）肝脓肿

【超声描述】

病灶二维超声所见：肝S____段探及大小约____cm×____cm的以____回声为主的混合回声，外形欠规则，边界不清，内探及多个不规则液性暗区。

超声造影：经肘正中静脉团注造影剂（声诺维）____ml，随即注入0.9%生理盐水5 ml，肝S____段混合回声病灶于造影剂注入____s呈不均匀高增强，增强高于周围肝组织，似呈分隔状增强，可见多个不规则无增强区，_____s病灶分隔内造影剂开始消退，消退早于周围肝组织；延迟期扫查，余肝组织未见异常增强灶。

【超声提示】

肝S_____段_____回声病灶，超声造影符合肝脓肿。

（3）肝脏再生结节/局灶性脂肪沉积/局灶性脂肪缺失

【超声描述】

病灶二维超声所见：肝S_____段探及_____回声病灶，外形规则，边界清，大小约_____cm×_____cm。

超声造影：经肘正中静脉团注造影剂（声诺维）_____ml，随即注入0.9%生理盐水5 ml，肝S_____段_____回声病灶于造影剂注入动脉期、门脉期、延迟期均与周围肝组织呈等增强。

【超声提示】

肝S_____段_____回声病灶，超声造影提示再生结节（结合病史）/局灶性脂肪沉积/局灶性脂肪缺失。

（4）肝细胞肝癌（HCC）

【超声描述】

病灶二维超声所见：肝S_____段探及大小约_____cm×_____cm的_____回声，外形欠规则，边界欠清，内回声不均匀。

超声造影：经肘正中静脉团注造影剂（声诺维）_____ml，随即注入0.9%生理盐水5 ml，肝S_____段_____回声病灶于造影剂注入_____s病灶呈不均匀高增强，增强高于周围肝组织，_____s达峰，_____s病灶内造影剂开始消退，呈不均匀低增强，增强低于周围肝组织。延迟期病灶内造影剂持续消退，呈不均匀更低增强；延迟期扫查，余肝组织未见异常增强灶。

【超声提示】

肝S_____段_____回声病灶，超声造影提示肝细胞肝癌（HCC）多考虑。

（5）肝内胆管细胞癌（ICC）

【超声描述】

病灶二维超声所见：肝S_____段探及大小约_____cm×_____cm的_____回声病灶，外形欠规则，边界欠清，内回声不均匀。

超声造影：经肘正中静脉团注造影剂（声诺维）_____ml，随即注入

0.9%生理盐水5 ml，S____段____回声病灶于造影剂注入____s病灶呈不均匀低增强，增强似呈周边环带状，增强低于周边肝组织，____s病灶内造影剂开始消退呈更低增强，门脉晚期及延迟期病灶持续更低增强；延迟期扫查，余肝组织未见异常增强灶。

【超声提示】

肝S____段____回声病灶，超声造影提示肝内胆管细胞癌（ICC）多考虑。

（6）转移性肝癌（MLC）

【超声描述】

病灶二维超声所见：肝内探及多个____回声病灶，外形尚规则，边界清，内回声不均匀，周边探及更低回声晕环绕，较大者位于S____段，大小约____cm×____cm。

超声造影：经肘正中静脉团注造影剂（声诺维）____ml，随即注入0.9%生理盐水5 ml，肝内多发____回声病灶于造影剂注入____s呈不均匀高增强，增强高于周围肝组织，____s达峰，____s病灶内造影剂开始消退，呈不均匀低增强，门脉晚期及延迟期病灶内造影剂持续消退，呈不均匀更低增强，病灶呈"黑洞征"。

【超声提示】

肝脏多发____回声病灶，超声造影提示转移性肝癌（MLC）多考虑。

2. 胆囊

（1）胆囊占位

【超声描述】

病灶二维超声所见：胆囊____（具体部位）探及大小约____cm×____cm的____回声，外形不规则，与胆囊壁分界不清，凸入腔内，不随体位改变而移动。

超声造影：经肘正中静脉团注造影剂（声诺维）____ml，随即注入0.9%生理盐水5 ml，胆囊____（具体部位）____回声病灶于造影剂注入____s病灶呈不均匀高增强，增强高于周围肝组织，____s病灶内造影剂开始消退，呈不均匀低增强，增强低于周围肝组织，增强晚期病灶内造影剂持续消退，呈不均匀更低增强，胆囊壁增强连续性完整/中断。

【超声提示】

胆囊____（具体部位）____回声病灶，超声造影符合良/恶性增强模式，胆囊腺瘤/癌多考虑。

（2）胆泥沉积

【超声描述】

病灶二维超声所见：胆囊腔内探及范围约____cm×____cm的____回声病灶。

超声造影：经肘正中静脉团注造影剂（声诺维）____ml，随即注入0.9%生理盐水5 ml，胆囊腔内____回声病灶于造影剂注入早、中、晚期均未见造影剂注入，均呈无增强，胆囊壁增强连续性完整。

【超声提示】

胆囊腔内____回声病灶，超声造影提示胆泥沉积。

3. 胰腺

（1）胰腺良性肿瘤

【超声描述】

病灶二维超声所见：胰____部探及大小约____cm×____cm的____回声病灶，外形规则，边界清，内回声欠均匀。

超声造影：经肘正中静脉团注造影剂（声诺维）____ml，随即注入0.9%生理盐水5 ml，胰____部____回声病灶于造影剂注入____s呈不均匀高增强，增强高于周围胰腺实质，____s病灶内造影剂开始消退，呈不均匀低增强，增强低于周围胰腺实质，增强晚期病灶内造影剂持续消退，呈不均匀更低增强。

【超声提示】

胰____部____回声病灶，超声造影提示良性肿瘤多考虑。

（2）胰腺恶性肿瘤

【超声描述】

病灶二维超声所见：胰____部探及大小约____cm×____cm的____回声，外形不规则，边界不清，内回声不均匀。

超声造影：经肘正中静脉团注造影剂（声诺维）____ml，随即注入0.9%生理盐水5 ml，胰____部低回声病灶于造影剂注入____s呈不均匀低增强，增强低于周围胰腺实质，____s开始消退，呈不均匀低增强，增强中、晚期病灶内造影剂持续消退，呈不均匀更低增强。

【超声提示】

胰____部____回声病灶，超声造影提示胰腺癌多考虑。

4.肾脏

（1）肾脏良性肿瘤

【超声描述】

病灶二维超声所见：左/右肾____（具体部位）探及大小约____cm×____cm的____回声病灶，外形尚规则，边界清，内回声不均匀。

超声造影：经肘正中静脉团注造影剂（声诺维）____ml，随即注入0.9%生理盐水5 ml，左/右肾____（具体部位）____回声病灶于造影剂注入____s呈不均匀低增强，增强低于周围肾实质，增强中、晚期病灶内造影剂持续消退，呈不均匀更低增强，增强晚期未见假包膜增强。

【超声提示】

左/右肾____（具体部位）____回声病灶，超声造影符合良性增强模式：血管平滑肌脂肪瘤多考虑。

（2）肾脏恶性肿瘤

①肾脏透明细胞癌（ccRCC）

【超声描述】

病灶二维超声所见：左/右肾____（具体部位）探及大小约____cm×____cm的____回声病灶，外形欠规则，边界清，内回声不均匀。

超声造影：经肘正中静脉团注造影剂（声诺维）____ml，随即注入0.9%生理盐水5 ml，左/右肾____（具体部位）____回声病灶于造影剂注入____s呈不均匀高增强，增强高于周围肾实质，____s达峰，实质期持续呈高增强，____s与周围肾实质呈等增强，病灶内造影剂消退与周围肾实质同步，增强晚期病灶周边可见假包膜。

【超声提示】

左/右肾____（具体部位）____回声病灶，超声造影提示肾脏透明细胞癌（ccRCC）多考虑。

②肾脏其他恶性肿瘤

【超声描述】

病灶二维超声所见：左/右肾＿＿＿（具体部位）探及大小约＿＿＿cm×＿＿＿cm的＿＿＿回声病灶，外形欠规则，边界清，内回声不均匀。

超声造影：经肘正中静脉团注造影剂（声诺维）＿＿＿ml，随即注入0.9％生理盐水5 ml，左/右肾＿＿＿（具体部位）＿＿＿回声病灶于造影剂注入＿＿＿s呈不均匀低增强，增强低于周围肾实质，实质期持续低增强，病灶内造影剂消退早于周围肾实质，增强晚期病灶周边可见假包膜。

【超声提示】

左/右肾＿＿＿（具体部位）＿＿＿回声病灶，超声造影符合恶性增强模式。

5.甲状腺结节

（1）甲状腺良性结节

【超声描述】

病灶二维超声所见：甲状腺左/右叶＿＿＿（具体部位）＿＿＿回声病灶，大小约＿＿＿cm×＿＿＿cm，外形规则，边界清，内回声不均匀，纵横比＞/＝/＜1 cm。

超声造影：经肘正中静脉团注造影剂（声诺维）＿＿＿ml，随即注入0.9％生理盐水5 ml，甲状腺左/右叶＿＿＿（具体部位）＿＿＿回声病灶于造影剂注入＿＿＿s呈不均匀高/低增强，增强高/低于周围甲状腺组织，增强包膜完整，增强边界清晰，邻近被膜完整，病灶内造影剂消退早于周围甲状腺组织。

【超声提示】

甲状腺左/右叶＿＿＿（具体部位）＿＿＿回声病灶，超声造影提示TI-RADS 3类。

（2）甲状腺可疑恶性结节

【超声描述】

病灶二维超声所见：甲状腺左/右叶＿＿＿（具体部位）＿＿＿回声病灶，大小约＿＿＿cm×＿＿＿cm，外形欠规则，边界清，内回声不均匀，内可见点状强回声，病灶纵横比＞/＝/＜1 cm。

超声造影：经肘正中静脉团注造影剂（声诺维）＿＿＿ml，随即注入

0.9%生理盐水5 ml，甲状腺左/右叶＿＿＿（具体部位）＿＿＿回声病灶于造影剂注入＿＿＿s呈不均匀向心性/非向心性低增强，增强低于周围甲状腺组织，增强包膜不完整，增强边界不清晰，邻近被膜不完整，病灶内造影剂消退早于周围甲状腺组织。

【超声提示】

甲状腺左/右叶＿＿＿（具体部位）＿＿＿回声病灶，超声造影提示：TI-RADS 4b/c、5类。

6.乳腺结节

（1）乳腺良性结节

【超声描述】

病灶二维超声所见：左/右乳＿＿＿点方向距乳头＿＿＿cm处低回声病灶，大小约＿＿＿cm×＿＿＿cm，外形规则，边界清，内回声不均匀。

超声造影：经肘正中静脉团注造影剂（声诺维）＿＿＿ml，随即注入0.9%生理盐水5 ml，左/右乳＿＿＿点方向距乳头＿＿＿cm处低回声病灶于造影剂注入＿＿＿s呈不均匀高/低增强，增强高于周围乳腺组织，增强包膜完整，增强边界尚清晰，＿＿＿s病灶内造影剂开始消退，呈不均匀低增强，造影剂消退早于周围乳腺组织，病灶增强后范围未见扩大，病灶内部及周围未见明显血管增强影。

【超声提示】

左/右乳＿＿＿回声病灶（＿＿＿点），超声造影提示：TI-RADS 3类。

（2）乳腺可疑恶性结节

【超声描述】

病灶二维超声所见：左/右乳＿＿＿点方向距乳头＿＿＿cm处低回声病灶，范围约＿＿＿cm×＿＿＿cm，外形不规则，呈"蟹足样"改变。

超声造影：经肘正中静脉团注造影剂（声诺维）＿＿＿ml，随即注入0.9%生理盐水5 ml，左/右乳＿＿＿点方向距乳头＿＿＿cm处低回声病灶于造影剂注入＿＿＿s呈不均匀高/低增强，增强高/低于周围乳腺组织，增强包膜不完整，增强边界不清晰，＿＿＿s病灶内造影剂开始消退，呈不均匀低增强，造影剂消退早于周围乳腺组织，病灶增强后范围（大小约＿＿＿cm×＿＿＿cm）较二维明显增大，病灶内部及周围可见血管增强影。

【超声提示】

左/右乳低回声病灶（_____点），超声造影提示：BI-RADS 4 b/c、5类。

附件：超声造影知情同意书。

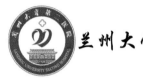

兰州大学第二医院超声医学中心

超声造影知情同意书

姓名：_____ 性别：___ 年龄___岁 科室：_____ ID号/住院号：_____

联系电话：_____ 临床诊断：_____ 过敏源：_____

　　超声造影检查是在常规超声检查的基础上，经静脉注射造影剂（声诺维，Sonovue）后实施动态观察病灶，以达到病变的定性诊断，所用造影剂相对安全，但仍有可能出现以下不适（发生率0.1%）：

　　1.面部潮红，头痛　　2.注射部位局部发热　　3.红斑、皮疹、瘙痒　　4.其他意外

　　医师已告知患者/授权委托人将要进行的治疗方式及可能存在的风险，并回答了关于此次治疗的相关问题，患者/授权委托人同意接受此次治疗，期间发生意外紧急情况，同意接受贵科的抢救治疗。

患者本人：　　　　　　　　　　　或授权委托人签字：

　　　　　　　　　　　　　　　　授权委托人与患者的关系：

　　　　　　　　　　　　　　　　签字日期：　　年　月　日

（二）介入超声

1. 穿刺活检

（1）组织学穿刺活检

操作过程描述：患者取＿＿＿卧位，超声引导下定位，常规消毒铺巾，2%利多卡因＿＿＿ml局部麻醉，超声引导下用＿＿＿G组织活检针经右侧肋间隙穿刺至肝S＿＿＿段＿＿＿回声病灶（大小约＿＿＿cm×＿＿＿cm）内，穿刺＿＿＿次，组织芯分别为＿＿＿（颜色）组织＿＿＿cm，无破碎，无血凝块。

穿刺过程顺利，患者无不适反应。

术后注意事项：

① 局部压迫30 min；

② 避免剧烈运动；

③ 保持穿刺点局部清洁；

④ 若出现不适，及时就诊。

（2）细胞学穿刺活检

操作过程描述：患者＿＿＿卧位，充分暴露颈前区，超声引导下定位，常规消毒，行甲状腺＿＿＿（具体部位）＿＿＿回声结节（大小约＿＿＿cm×＿＿＿cm）细针＿＿＿G穿刺抽吸＿＿＿次，每次针尖至结节中心，针尖在结节内不同部位来回提插5～10次后迅速退针，遂将抽吸物置载玻片后涂片共＿＿＿张，用95%酒精立即固定，余抽吸物置于液基保存液中，送病理科。

操作过程顺利，患者无不适反应。

术后注意事项：同组织学穿刺活检。

2. 置管引流

（1）置管引流（一步法）

操作过程描述：患者取＿＿＿卧位，超声引导下定位，常规消毒铺巾，2%利多卡因＿＿＿ml局部麻醉，手术刀破皮，超声引导下（一步法）用

_____F引流管穿刺进入_____积液处，抽出_____（颜色、性状）液体，遂置管引流。

穿刺置管引流过程顺利，患者无不适反应。

术后注意事项：

① 记录每日引流量；

② 避免剧烈运动，避免过度牵拉引流管及引流袋；

③ 保持引流管创口处敷贴干燥，定期消毒，更换；

④ 出现不适，及时就诊。

（2）置管引流（两步法）

操作过程：患者取_____卧位，超声引导下定位，常规消毒铺巾，2%利多卡因_____ml局部麻醉，超声引导下（两步法）用_____G PTC针穿刺至_____（具体部位），退出针芯，抽出_____（颜色、性状）液体，遂沿穿刺针置入导丝，导丝末端抵达_____（位置），退出PTC针，扩皮，沿导丝置入_____F引流管，固定。

穿刺置管引流过程顺利，患者无不适反应。

术后注意事项：同置管引流（一步法）。

3. 囊肿硬化

操作过程描述：患者取_____卧位，超声引导下定位，常规消毒铺巾，2%利多卡因_____ml局部麻醉，手术刀破皮，超声引导下采用_____F引流管穿刺进入_____（具体位置：甲状腺/肾/肝、左/右）囊肿内（_____cm×_____cm），共引出_____（颜色、性状）液体_____ml，使用适量生理盐水冲洗，再用2%利多卡因5～10 ml对囊壁进行麻醉，随后用硬化剂[囊液总量（1/4）～（1/3）的量]置换_____次，每次保留3～5min，最后注入_____ml聚桂醇保留，24 h后观察治疗情况，按需拔除引流管。

穿刺置管引流过程顺利，患者无不适反应。

术后注意事项：

① 记录引流量；

② 避免剧烈运动；

③ 保持创口处清洁、干燥，

④ 若出现不适，及时就诊。

4.肿瘤消融治疗

（1）肿瘤消融治疗（常规）——超声引导下肝内肿物微波消融治疗

麻醉方式：局麻+基础麻醉。

操作过程描述：

① 患者取_____卧位，麻醉方式采用局麻+基础麻醉；超声引导下定位，常规消毒铺巾，2%利多卡因_____ml局部麻醉。

② 手术刀破皮，超声引导下对肝S_____段_____回声病灶（大小约_____cm×_____cm）行微波消融治疗，使用消融针经右侧第_____肋间隙穿刺至病灶内，功率_____W消融_____分钟，观察治疗区气场完全覆盖病灶后，针道消融后即刻出针。

③术程顺利，术后患者无特殊不适。复查超声治疗区气场覆盖范围约_____cm×_____cm，全腹扫查，肝周、下腹部均未见明显液性暗区。心电监护监测30分钟后，超声造影初评为病灶灭活完全。患者生命体征平稳，安返病房。

术后注意事项：

① 禁食6 h，适当补液；

② 绝对卧床休息24 h，3天内避免剧烈运动；

③ 密切观察生命体征；

④ 发热<38°时一般不用做药物退热处理；

⑤ 疼痛时对症处理；

⑥ 超声造影定期复查。

（2）肿瘤消融治疗（人工腹水辅助）——超声引导下肝内肿物微波消融治疗。

麻醉方式：局麻+基础麻醉。

操作过程描述：

① 患者取_____卧位，麻醉方式采用局麻+基础麻醉。超声引导下定位，常规消毒铺巾，2%利多卡因_____ml局部麻醉。

② 超声引导下采用_____G PTC针经右侧第_____肋间隙局麻部位穿刺至_____，推注0.9%氯化钠_____ml，于肝表面形成隔离带，测其前后径约_____cm，以达到充分保护腹壁及周围脏器，同时起到降温作用，并手

术持续滴注，共滴注约_____ ml。

③ 手术刀破皮，超声引导下对肝S_____段_____回声病灶（大小约_____cm×_____cm）行微波消融治疗，使用消融针经右侧第_____肋间隙穿刺至病灶内，功率_____W消融_____分钟，观察治疗区气场完全覆盖病灶后，针道消融后即刻出针。

④术程顺利，术后患者无特殊不适。复查超声治疗区气场覆盖范围约_____cm×_____cm；全腹扫查，肝周、下腹部可见少量液性暗区，考虑为注入的生理盐水。心电监护监测30分钟后，超声造影初评为病灶灭活完全。患者生命体征平稳，安返病房。

术后注意事项：同肿瘤消融治疗常规。

附件：介入诊疗操作知情同意书。

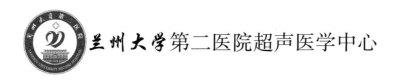

介入诊疗操作知情同意书

姓名		性别		年龄		科别		病案号	

诊疗项目名称	

一、诊疗操作目的

□明确病因，完善诊断；□确定治疗方案，判定预后；□对症治疗，缓解病情；□其他

二、主要意外、风险及并发症

　　1.麻醉意外，过敏反应；2.疼痛、感染、发热、出血；3.针道转移，血管、神经、胆管或临近组织器官损伤；4.气胸、胸膜反应、呼吸急速、呼吸困难、迷走反射、休克等；5.血压波动明显、心率变化、心律失常、心搏骤停；6.肿瘤破裂、器官穿孔、内出血、需转外科行急诊手术；7.神经损伤导致相应症状；8.肝肾功能损伤、死亡；9.伤口愈合延迟或不愈合、窦道形成；10.组织取材病理结果为假阴性；11.肿瘤治疗不彻底、有残留或复发的可能；12.其他难以预料的意外。

三、防范措施

　　1.加强监测，仔细操作，严格按照诊疗操作规范执行；2.上述并发症出现后，我们会立即采取相应措施，对危及生命的并发症，我们可能来不及征求被委托人意见进行紧急输血、深静脉置管、心外按压、心内注射、电除颤、气管插管、人工机械通气等抢救生命的紧急措施，希望得到家属的同意及理解。

四、患者和家属应履行缴费手续

　　我的医师已经告知我将要进行的治疗方式必要性、步骤、成功率、治疗及治疗后可能发生的风险和并发症，操作中或操作后可能发生疼痛，及产生疼痛后的治疗措施，我经慎重考虑，已充分理解本知情同意书的各项内容，愿意承担由于疾病本身或现有医疗技术所限而致的医疗意外和并发症，并选择本治疗。

患者签名：　　　　　　　　或　　　　　　　　被委托人签名：

医生签字：　　　　　　　　　　　　　被委托人与患者关系：

　　　　　　　　　　　　　　签名时间：　　年　　月　　日

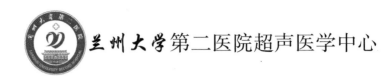

兰州大学第二医院超声医学中心

肿瘤微波消融治疗知情同意书

姓名		性别		年龄		ID号/住院号：		签署日期：	
诊断：					拟行治疗方式：				

治疗目的及建议：

肿瘤局部消融治疗是一种新的肿瘤微创治疗措施，该技术是在影像技术引导下，将植入式消融穿刺针插入到肿瘤组织中，利用加热、冷冻或化学方式，使肿瘤组织发生完全凝固性坏死，而周围正常组织不受损伤或损伤较小，从而达到肿瘤原位灭活或局部根除的目的。它具有定位精确、创伤小、恢复快、痛苦轻、安全性高和疗效确切等特点，是肿瘤综合治疗不可缺少的手段之一，为肿瘤患者提供了一种新的微创治疗手段。

治疗潜在风险和对策：

医师告知我消融可能出现的风险，有些不常见的风险可能没有在此列出，可与我的医师讨论有关治疗的具体内容，如果我有特殊的问题可与医师讨论和沟通。

存在的主要治疗风险为：

(1)消融后综合征：发热多在患者治疗后1~3天出现，可持续3~7天。

(2)消融后疼痛：主要是治疗的部位疼痛，常发生于治疗过程中并持续3~5天。

(3)恶心、头晕：多因给予麻醉或镇痛药所致，可能刺激迷走神经所致。

(4)损伤肋间神经、血管、肺动静脉、胸主动脉致大出血、休克。

(5)胸腹水或气胸：一般为反应性胸腹水；气胸一般为少量，少数出现大量气胸。

(6)损伤支气管，合并胸腔感染，严重时可出现脓胸、支气管胸膜瘘。

(7)脏器被膜下血肿、胸腹腔出血或咯血，少数合并较严重出血或大出血。

(8)合并脏器感染和脓肿，针道种植，皮肤及皮下组织、肌肉等软组织烧伤。

(9)内脏损伤：胆瘘、胆管狭窄、肠穿孔、输尿管损伤、神经损伤等。

(10)其他并发症：呼吸心脏骤停、窒息、急性肾功能衰竭、气管瘘等。

一旦发生上述风险和意外，医师将会采取积极应对措施，尽全力抢救治疗。

医师陈述：

我已经告诉患者或授权委托人将要进行的治疗方式、治疗存在的潜在风险、可能存在的其他治疗方法，并且回答了患者或授权委托人关于此次操作的相关问题。

医师签名：

患者知情选择：

医师已经告知我将要进行的治疗方式、治疗存在的潜在风险、可能存在的其他治疗方法，并且回答了我关于此次治疗的相关问题，同意接受消融治疗。

患者签名：

如果患者无法签署，请授权委托人或法定监护人签名：　　　　与患者关系：